最期に見る夢

終末期体験の奇跡

クリストファー・カー 著
カリーン・マードロシャン 協力
島田啓介 訳

Death is But a Dream
Finding Hope and
Meaning at Life's End

By Christopher Kerr
with Carine Mardorossian

新泉社

DEATH IS BUT A DREAM
by Christopher Kerr M.D.,Ph.D. with Carine Mardorossian, Ph.D.

This edition published by arrangement with Avery,
an imprint of Penguin Publishing Group,
a division of Penguin Random House LLC,
through Tuttle-Mori Agency, Inc., Tokyo

私の人生は力強い女性たちによってブックエンドのように支えられてきた。私を育ててくれた、また私が育ててきた、年配の女性と若い女性たちの暗黙の団結によってである。本書を彼女たちに捧げる。

祖母のバイオレット、さまざまな困難を乗り越え、その生涯に負った傷によって、彼女の人格は高められた。愚かな男にだまされたり、悩まされることはまったくなかった。孫たちにたくさんのユーモアを放ち、思いやりに満ちた人だった。

母親のシャーリー、人の意図を深読みできず、できる限り反抗しようとした人。私が一年生のとき、担任が私のことを「望みうすですね」と言った際に、大声を上げて笑ってくれてありがとう。今も昔も、あらゆることを可能にし、世界を不思議色に染める人。

三歳になる娘のボビー、月を指さし「とうたんが作ったの?」と聞かれて、違うよと言ったら悲しそうにしたね。それで私はほかのもっといいものを見せた――馬だ。君がそのたてがみを触ると、馬は君のハートに触れた。それから君たちはふたりで、人生の情熱と目標を目指す旅を始めたんだ。いつか君が馬に乗る姿を見たい。けれどどんなときでも、今もいつまでも、私は君をあの月にかけて愛しているし、待っている。

娘のマディー、君は本当の賞がレースやコンテストの勝者に与えられるものではないことを教えてくれた。善良であることに賞はない。もちろん、善き人はそれだけでぼくらの英雄だ。君はどんなときでもぼくの娘だ。

誰もあなたたちが強い女性だとは言わなかったが、その必要は少しもない。私にはわかっているから。

最期に見る夢

目次

ブックデザイン――堀渕伸治◎tee graphics

最期に見る夢

終末期体験の奇跡

プロローグ

病気を調べれば、解剖学や生理学や生物学の知識が身につく。病気の人をよく観察すれば、人生の知恵が手に入る。

――オリバー・サックス
イギリスの神経学者、一九三三～二〇一五
『妻を帽子とまちがえた男』より

バッファロー・ホスピスに末期のエイズでやってきたトムは、まだ四十歳。ふつうと違って、縁者の付き添いはひとりもいなかった。平然としていたので、誰も来ないのは孤独だからというより彼自身が望んでのことだと思った。死ぬところを誰にも見せたくないという、彼らしい拒絶だったのかもしれない。

当惑しながらも彼のプライバシーを考慮して、そのわけは聞かなかった。トムの痩《や》せさらばえた体には、かつての筋肉の名残りが見えた。健康状態は良好で歳も若かったので希望がもてたし、その年齢と肉体の状態から、私は延命治療に良い反応があることを期待した。トムが入所してからしばらくして、私は「時間を稼ぐことができそうですね。抗生物質と水分が効くでしょう」と、ナースステーションに言いに行った。

担当のナンシーは、私よりはるかに長くバッファロー・ホスピスに勤めている看護師だ。職務をよくわきまえ、誰からも一目置かれていた。おまけに言葉に遠慮がない。それでも、その言い方には度肝を抜かれた。

「遅いわよ、もう死ぬんだから」

「そうでしょうか？」私が聞くと、「まあね、夢に亡くなった母親が出てきているみたいよ」と言う。

私は気まずい思いで苦笑するしかなかった——半信半疑でなかば自己防衛のために。そして「医学部で教わった覚えはないけどなあ」とつぶやいた。

間髪入れずナンシーは言った。「君ね、授業サボってばかりだったんでしょう」

当時三十歳の私は、もうすぐ心臓学の専門科目の研修を終える研究員だった。そして生活費を稼ぐために、バッファロー・ホスピスで毎週末働いていた。ナンシーは切れ者の古株看護師で、若くて理想を振りかざすような医者たちにはすぐに堪忍袋の緒が切れた。素人も同然の相手に対して、お決まりの表情——目をむいた呆れ顔をお見舞いするのだ。

私はいつものように現代医学が想定するあらゆる手順をざっとチェックし、感染症のある彼に抗生剤を処方した。ひどい脱水症状が認められたので、生理食塩水の点滴も指示した。しかし、医師としてあらゆる延命策を施したにもかかわらず、四十八時間のうちにトムは逝ってしまった。

彼が下り坂のどのあたりにいたのか、ナンシーの見積もりは正しかった。しかし、どうしてそれがわかったのか？　大勢の死を見過ぎた心の麻痺からくる諦めか？　患者の夢を真に受けて、寿命の予測をしたのだろうか？　ナンシーは二十年以上もホスピスで働いている。私がまったくあずかり知らぬ死の様相――その主観的領域に、彼女は波長を合わせていたのだ。

私のそれまでの経験では、患者自身の病気体験、とくに死の体験がほとんど見過ごされていた。ほとんどの医師と同じく、私は死に闘うべき敵以外の意味をまったく認めていなかった。やみくもな介入を――患者の意識と呼吸を維持するためなら何でも――行うだけで、死を望む患者への配慮や、どちらにせよ死は避けられないという真実にほとんど関心を払わなかった。そうした教育を受けた覚えはなく、死にゆく患者自身の体験と医師の役割との関連が見出せなかったのである。

しかしついに、担当した終末期の患者の夢やヴィジョン（目覚めながら視覚化された像）という驚くべき出来事に出会い、意識が変わった。トムによって、それらが臨床的にも人間的にも非常に重要であることを悟ったのだ。それまでもホスピスの医師として、多くの患者が死の直前に愛や生きる意味や恩寵《おんちょう》を口にする場面を見てきたが、患者の関心が治療から生きる意味へと移るにつれ、治癒を超えた希望が見えることもしばしばだった。

症状が進行すると、神の恩寵と不屈の闘志がぶつかり合って患者や近親者に新たな閃《ひらめ》きが生まれ、逆説的だが人生の肯定が起こる。そうした人生の統合と自分自身への回帰の瞬間から、死の目前の夢やヴィジョンが生み出されるのだ。

それは純粋な洞察と鮮やかな「自己の中心への回帰」であり、最後の数日から何時間にわたって起こる力強く躍動的な体験だ。そのとき人は、苦悩から受容へ、死に臨んだ穏やかさと一体感へと移っていく。どんな患者もそれを「現実より現実的」と言い、それぞれに特有な体験を過ごしていく。

終末期の体験は、患者一人ひとりの来歴、自己理解、人間関係、ある特定の出来事などに強く結びついている。それはさまざまなイメージや小さな場面から構成され、大いなる存在というような抽象概念ではなく、一人ひとりの人生経験から生まれるものだ。

愛する親と歩いた森の記憶、大切な家族と行ったドライブや釣り旅行、または愛する人の服の肌触りやその模様、馬の鼻づらのベルベットのような感触、幼少期の家の裏庭のハコヤナギから聞こえる微《かす》かな葉ずれの音などの、ささやかな場面だ。

長く会わなかった大切な人の帰還と安堵、過去の傷の癒し、気がかりな問題の解決、長かったいさかいの振り返り、そして赦された体験……。

医師たちは、こうした気づきを患者の治療に取り入れねばならない。終末期体験は、人生を肯定し閃《ひらめ》きを与える人間の精神的な回復力の証だ。それは自己を保つ力と自己治癒力を、恩恵と希望を生み出す、誰にも備わる深遠で崇高な能力である。それによって患者は人生の意味を取り戻し、死の過程を通して自己表現することができるようになる。遺族は、愛する人が安らぎを得、死を受け入れながら逝くのを認めて慰められるのだ。

人間の美と愛は予想もしないときにふいにあらわれる。患者自身の経験がそれをはっきりと教えてくれる。人生の終わりに癒しを求めながらも、彼らはコントロール困難な症状に見舞われる。体の衰弱とふしぶしの痛み、息苦しさに悩まされるようになる。カテーテル、抗生物質、錠剤などが欠かせなくなり、それらが文字通り体の代わりに働いてくれることで、新しく与えられた不可逆的な医療の管理下で生きるのだ。

そうするうちにも、さまざまな認知や心理、精神的な困難が待ち受けている。そうした無慈悲な時間の波に心身が翻弄されながらも、驚くべき覚醒と研ぎ澄まされた精神をあらわす終末期の夢やヴィジョンをもつ患者は少なくない。

ここに死の逆説がある。肉体が急速に衰えていっても、感情や直観力が活性化し、目覚めが起こりうるのだ。体と心が死に向かって損なわれていっても、最期に奇跡に近い体験によって感情と精神の変容が起きることもある。終末期体験はそれをはっきりと証してくれる。死と死への過程は、肉体の衰えや悲嘆を超えて人の意識を目覚めさせ、美と恩寵をもたらすのだ。

よく知られた『モリーとの火曜日』の主人公モリーは、「年取るのは弱るだけじゃなくて、成長すること。死んでいくのは悪いことじゃないわ」と言った。[*1] 死のプロセスはその通り人生最後のまとめ、成就であり、総仕上げだ。おしまいどころか、人間の複雑さと尊厳を認め、賞賛する機会なのである。

私は本書が、死にゆく人やその家族、援助者の参考になり、励ましになればと思う。最終的な移行の瞬間が近づくとともに、夢や思い、感情を伝えてくれたすばらしい人々のストーリーが、本書によって生かされることを願う。これは、遅かれ早かれ「永遠への戸口を越える」人々――つまりすべての人への贈り物だ。これは生きている人たちに向けた人生の本である。

葬儀場の元支配人で、五人の子どもの父親だったケニーという勇気ある人物がいる。彼は七十六歳で亡くなる直前、六歳のときに別れた愛する母との再会をはたした。死の間際に見た夢の中で彼は子どもとなり、母親のやさしい声がくり返し「愛してるわ」と囁《ささや》くのを聞いた。病室にいながら、母親がつけていた香水の香りをはっきりと嗅ぐことができたという。

デパートの売り場で働いていた九十歳のデブは、自分の部屋で虚血性心不全で亡くなる八日前に、「待っていてくれた」という父親や亡くなった六人の家族のヴィジョンを、「深い安堵」

に包まれながら見た。その翌日には、亡くなった叔母のマーサから「手放しなさい」と言われ、幼なじみのレオナルドに導かれるヴィジョンがあったのである。

また二十八歳のシエラはみずからの症状の重さを否定し、四歳の息子が母である自分を失うことに耐えられなかった。がん専門病院は「心地よく過ごせるよう」彼女をホスピスに移したが、それを若い彼女は悲観的にとった。死の何日か前、戸惑うスタッフに彼女は「きっと勝ってみせるから」と囁《ささや》いている。

そのヴィジョンに亡くなった祖父があらわれ、これ以上苦しむことはないと告げたとき、彼女と悲嘆にくれる家族は最終的に手放す勇気をもった。この世を去ることを恐れず、母の腕の中で安らかに逝くことができたのである。

ジェシカのことも忘れてはならない。十三歳の彼女から、私は子どもの死という想像を超えた現実の受け止め方を教えられた。夢は君に何を語りかけているのかと聞いたとき、即座に「私は愛されている、だから大丈夫」と答えてくれた。耐えがたい経験の中でも、私たちは子どもの純真さに導かれる。

＊　＊　＊

現代の医療教育は、死は敗北以外ではないという思い込みをつくり、患者の終末期体験の癒しの力を否定している。つまり医師たちは、終末期体験とみずからの業務は相容れないと考えるのだ。医学部の医師や学生は、計測できず自分たちの想像を超えた現象、解決不可能なことはすべて無視するよう教育される。

医療のプロたちは、どちらかと言えば心より脳の問題に関わるほうが安心だ。死にゆく人の言葉や経験は、認知的な欠陥や医薬の副作用などによって起こる気まぐれな症状としてたやすく処理される。現代の医学モデルは、死という経験の全体を把握するには極めて限られた視点しかもち合わせていない。

病気の治療から一歩進んで死にゆく人のケアに取り組むなら、患者の深い終末期体験を否定せず、治療だけに限定せずに、みずからこの道の先導者となることだ。患者や家族は、終末期に起こる事実を医療提供者とオープンに語れるよう配慮されるべきだ。それが患者の心の健康を促進し、医師の治療を改善していくだろう。

私たちは医療によって症状を管理しながら、末期患者の心理的、精神的健康をはかり、人生の最期の彼らの尊厳を守る義務がある。

そうしたすべての調和をはかるためには何が必要だろうか？　それに答えられるのはほかならぬ患者自身であり、またそうであるべきだ。しかしこれまで、死を目前に控えた当人に、その経験を、夢やヴィジョンの意味を問い、それらが心身にどう影響するのか、単刀直入に聞く研究者はほとんどいなかった。

くり返すようだが、医学教育が死を否定しているのがおもな原因だ。看護師のナンシーと一緒にトムのケアに携わってわかったのは、現場のスタッフに従来の方針の転換を納得させるには、患者の終末期体験を根拠のある研究結果によって、彼らが理解できる言葉に翻訳する必要があるということだった。

そこで私たちは患者にインタビューを行い、そうしたエビデンスを集め、定量化できるデータをたっぷり抽出することにした。しかしその時点では、今わかっているような事実にはまだ考えがおよばなかった。死にゆく人への対応を本人や家族のために大きく変えていくためには、データや統計を大きく超える何かが必要だったのだ。

本書は、切なる願いの表明である。医師を延命だけを考える技術者にとどめず、ベッドサイドに寄り添い、死にゆく人を慰める本来のあり方に戻す必要がある。それには終末期体験をケアという点から改めて見直し、それが医療にも不可欠であると認めることだ。

しかしアンケートからわかったのは、終末期体験に意味と価値があっても、患者たちは医療者から嘲《あざけ》りや疑義を向けられるのを恐れて話したがらないということだった。[*2]

医師の多くもその話題に触れることを避け、一般人からの無関心は死にゆく人をさらに孤立に陥れている。[*3] 内面的な体験は患者本人にとってもちろん重要だが、医師にとっても同じく重要なはずだ。その臨床的な重要性と普遍性が評価されれば、現在のケアの問題と本当に必要なケアのギャップは埋められるはずだ。

医療科学が急伸するにつれ、医療の技や呪術性は覆い隠され、主観性が蔑《ないがし》ろになり、見えない現象の意味を尊重するどころか否定する傾向が強まっていった。それゆえ科学が解明できない人の感情に触れるためには、他の領域に注目することになる。自然があるべき役割を遂行し、医学が死を否定できなくなったとき、死を知るためにつぎの手が必要になる。

十六世紀の哲学者モンテーニュの暗示的な文言に、「死に方を知らなくても悩むことはない。そのときが来れば、自然があなたを完璧に不足なく導くだろう。あなたに必要なことが起こるのだから、心配はいらない」とあるが、彼の言う通りだ。終末期体験を医学的な解釈だけでなく、肉体と精神の主観的体験として尊重し評価するなら、死のテーマはむしろ生の回復に近づいてゆく。

死に対する豊かで思慮深く心に響く対話は、古代ギリシャにまで遡る作家、詩人、哲学者を初めとする人文科学の分野に――または仏教やイスラム教の書に、中国、シベリア、ボリビア、アルゼンチン、インド、フィンランドの文献にも見出される。

死の直前の意味深い夢やヴィジョンは、アメリカインディアンを初め世界中の先住民の宗教や聖なる伝統文化の中にも存在する。また聖書や、プラトンの『国家』の中で、または十四世紀の神秘家ノリッジのジュリアンによる『神の愛の啓示』などの中世の書物でも言及されている。ルネッサンスの絵画やシェークスピアの『リア王』にも出てくる。さらに、十九世紀のアメリカやイギリスの小説やT・S・エリオットの詩にも、そしてダライ・ラマの死の瞑想で取り上げられていることも強調したい。

もし死を医学の領域だけに限れば、人間の有限性に思いを向け、故人との絆を保つ人類の文化に必要な言葉があいまいになる。

人文分野の思想家が長年死の主観性にこだわりつづけたのと対照的に、人類学者、社会学者、精神分析家、科学者、医療の専門家が終末期についての詳細な研究に着手したのは、二十世紀初頭になってからのことだった。そうした分野では、程度の差はあれ客観的な視点で仮説を叙述し、検証することが中心となる。

どんな死のアプローチにももちろん意味はあるが、現代において死が過度に医療化されていることを是正しようとする場合、それらの違いは非常に重要だ。患者や援助者が終末期の旅を理解しようとするとき、なぜ想像と創造をかき立てるアートに惹かれるのだろうか？

アイルランドの王立科学大学の物理学教授であるウィリアム・バレットが、このテーマについて学術書を著した最初の人物と思われる。その書『死の床におけるヴィジョン』は、産科医である彼自身の妻が、出産時に亡くなった患者のヴィジョンを記録した資料にもとづいている。[*4]

しかしその研究は仮説の証明——ヴィジョンが来世に関わるか、超常的な現象かどうかなど——が優先されており、もっとも肝心な患者の視点はほとんど含まれていない。最近話題にのぼる西洋の終末期の夢やヴィジョンの研究も、死にゆくニューロンの動作から酸素欠乏の影響までのエビデンスが焦点で、重要な医療現場の視点を取り込んだアプローチとは言えない。

科学には限界があるが、日中は外科医、夜間は公衆衛生の著作者として活躍するアトゥール・ガワンデは、加齢、死、医学について卓越した探究を発表している。彼が死の主観について文学作品を引用していることは驚くには当たるまい。その作品『死すべき定め』[*5]は、小説家トルストイの短編中の主人公イワン・イリイチの死への苦悩の解釈から始まる。

また神経外科医ポール・カラニシの『いま、希望を語ろう』[*6]は、がんとともに生き亡くなった人たちの死後の回想録であるが、印象深いそのタイトル（原題：When Breath Becomes Air）の文学的源泉は、エリザベス王朝時代の作家フルク・グレヴィルの『シーリカ』という詩集である。

また、詩人でふたりの子どもの母ニナ・リッグスが三十七歳で乳がんによる余命宣告を受けたとき、「部屋の中で死と日常的に過ごす経験をすべての人に伝えられる手段」として、やはり文学に帰り着いたことも忘れてはならないだろう。

患者と援助者は、死すべき運命を理解するために、詩、演劇、小説などにくり返し立ち返る。

身体症状や衰弱が進行して非現実的な意識に目が向くとき、現実を描写するノンフィクションよりもフィクションや創造のほうが、末期患者に深い共感を与えることが多い。死に向かう患者は、理屈を超えて高い次元の理解につながる終末期体験を知ることを、誰よりも渇望しているのだ。

＊　＊　＊

二〇一五年、私はバッファローの講演会で、終末期患者の生《なま》の言葉によるデータの収集の重要性について話した。私のレクチャーは、ニューヨーク・タイムズ、ハフィントン・ポスト、サイコロジー・トゥデイ、サイエンティフィック・アメリカンマインド、アトランティック・マンスリーなどのメディアで紹介された。

さらに、ドキュメンタリー映画のチームから連絡が入り、最初の週に出された予告には、フェイスブックで六十万以上の閲覧マークがついた。医師が関心を示さないようなこのテーマに、一般の人々が興味をもっているのは確かだった。その違いは、医療者の認識と患者や親族のニーズとのギャップを象徴するかのようだ。

その反響は圧倒的だった。愛する人の病床に辛抱強く付き添い、終末期の夢やヴィジョンを知った家族や友人から寄せられた声は、その経験が介護の視点から取り上げられるべきことをはっきりと示している。

ホスピスの仕事から何度も学べるのは、患者が安らかな気持ちで、物事が自然な流れにゆだねられるとき、死はたんなる幕引きではなく目覚めの機会を与えるということだ。人生の悲劇は、死や、苦しみや、それらへの敗北ではない。死に「薄れゆく光」以上の意味があるのを知らないことだ。

哲学者のアラン・ワッツは言う。「そういった現実に直面したとき、私たちは逡巡し、騒ぎ立て、苦悶し、めまいを覚える。その体験から〝私〟を引き離すために」[*7]。患者の〝私〟を、人間の有限性の陰鬱なストーリーとして描くのは、死にゆく人の主観的体験を医学的治療の枠に押し込めることだ。

今や長生きはたやすいが、よりよく死ぬことは難しくなった。私たちは死ぬための道筋と死を見失っている。ほとんどの人が愛する人に見守られ自宅で死ぬことを望んでいるが、実際にはひとりで、見知らぬ者たちに世話されて公的施設の中で死んでいくことが多い。理想の死に方に反して、もっとも避けたかった尊厳のない滅菌された環境で。

過剰な医療が行われる現代、精神面からの刷新が必要になっているが、それに医療だけが取り残されている。死の精神面の探究は、患者や近親者にとって死を恐れずに豊かな意味のある体験として理解し、人間性を与える機会になるだろう。本書では、患者が第一に尊重される環境での、終末期ケアの新たな考え方とアプローチを取り上げている。

患者自身のニーズと大切な価値に耳を傾ければ、人生の最期のプロセスを人間的な歩みに変えられる。詩人リルケは、「死を愛せとは言わない。しかし人生を寛大に愛すべきだ。そうすれば、計算せず、えり好みすることなく、(生から排除された)死をも愛するようになるだろう。死を排除するから……それは疎遠になり……敵対するものになるのだ」と書いている。*8

じつに、死にゆく人の最大の恐怖は呼吸する力がなくなることではなく、「人生に価値を与える」自分自身にほかならないいのちの喪失である。

終末期体験は、愛し愛されること、育ちつながりを感じること、大切にされ赦されることなどの、人が切望する要素の試金石だ。それらはいのちの継続と広がりを可能にする。患者の夢の内容を見れば、大きな赦しと愛の源が家族であることがはっきりとわかる。

私たちは医師として、患者の治癒と成長の力をサポートし、育てていく義務がある。ときには邪魔をしないように気づかう必要もある。それによって、トムのような患者が長く離れていた母と再会して慰められ、本書に登場する悲嘆にくれる母親メアリーのように、亡くなったわが子を再び抱けるようなるのだ。

私は医師であり、患者はみな亡くなる運命にある。そこには計り知れない喪失があるが、死の暗闇の中にも光がある。多くの患者はそこで愛を感じ、大切な人との関係を取り戻し、そして人生の道のりを再確認する。本書は彼らのストーリーである。

CHAPTER

1

あちらからこちらまで

あなたを慰めようとする者が、その簡潔で穏やかな言葉のように安らいでいると思うな。苦労がなければ、そうした言葉を得ることはなかっただろうから。

——ライナー・マリア・リルケ
プラハ生まれのドイツ語圏を代表する詩人、一八七五〜一九二六
『若き詩人への手紙』より

一人前の医師をつくるプロセスに始まりと中間はあっても、終わりはない。医学生たちは多くの知識と情報を携えて医科大学のキャンパスをあとにし、熱意をもって患者に取り組もうとする。研修医として病院に派遣される段階では疾病について学んではいるが、病気の現実には無知である。疾病は肉体の器官に起こるものだが、病気は人に降りかかるものだ。医師の訓練は生涯にわたる。教えてくれるのは患者であり、医師には聴く耳をもち謙虚であることが求められる。

それは具合の悪い箇所を当てることより、聴診器を脇に置いて患者が何に困っているのか聴くことが、最良の治療になりうると悟る機会である。やがて医学をマスターしたと思ったら、

魂の治療をせよと言う患者に出会うことになるだろう。医師にとって忘れることができない、共感という学びが施される時だ。その学びの中で、医師という天職の真の豊かさを経験する。メアリーこそ、そうして私を導いた初めての患者だった。

七十歳のアーティストで四人の子の母親、メアリーは、私がバッファロー・ホスピスで担当した初めての患者だった。彼女が「ギャング一味」と呼ぶ四人の子どもたちに取り囲まれ、ワインの瓶を回し飲みしていたところに私は訪れた。それは家族の行事としてはまだ控え目なほうだったが、メアリーは意識が遠のいたり戻ったりしながらも、子どもたちに取り巻かれてご満悦の様子だった。

そのとき彼女は奇妙なふるまいに出た。誰からうながされたわけでもないのに、自分だけにしか見えない赤ん坊をあやしはじめたのだ。病院のベッドに腰かけ、心ここにあらずといった面持ちで、演劇の一場面のように、まるで赤ん坊がいるかのように腕に抱き、やさしく声をかけ、頭をなでながら「ダニー」と呼びかけた。さらに驚いたことに、その理解を超えた母親らしいしぐさの中で、彼女は至福の表情を浮かべていたのである。子どもたちは私を見て「どうしたんでしょう？　幻覚でしょうか。薬の作用ですよね？」と問いかけてきた。

何が、どうして起こっていたのか説明しようもなかったが、唯一ふさわしいと思える反応は、いかなる医学的な介入も控えることだった。緩和すべき痛みはなく、医療的にも問題はなかった。目にしたのは、彼女の疑いのない愛であり、それはあらゆる医学的理解を超えていた。「プロローグ」で触れた患者トムの場合、夢の体験の伝え手は看護師のナンシーだった。私はその場に居合わせず、確認したこともない。それに対してメアリーのときには、彼女が明らかな安らぎと心地良さの中で人生の旅路を終えようとしているのを、私自身が目の当たりにしたのだ。それは説明不要の否定しようのない事実だった。

今は大人になった子どもたちの反応にも、私は畏敬の念を抱いた。彼らはまずショックを受け、圧倒的な感情に飲み込まれていた。しかし同時に、母親の穏やかさに安堵していたのだ。彼女には子どもたちの助けはいらなかった。まして、人生の最期の道のりを変えうる私の決定や助言も必要なかった。メアリーは、誰も知らない彼女自身の内なる宝に触れていたのだ。私たちはみな、くらべるものなどない感謝と安らぎに満たされていた。

翌日、メアリーの妹がホスピスを訪れ、秘密の種明かしをした。四人の子どもを産むはるか前に、彼女はダニーと名づけた子を死産したのだった。喪失の悲しみに打ちのめされたがいっさい口に出さず、その後生まれた子どもたちは誰ひとりとしてその事実を知らなかった。しかし、死が翼を広げて待つそのときに、いのちの誕生の経験が蘇り、まぎれもない温かさと愛を彼女に与えたのだ。それが過去の喪失感をいくぶんか埋め合わせることになったかもしれない。

死の扉の前で、彼女は封じ込めていた過去の精神的苦痛に再会した。彼女はそれをきっぱりと受け入れ、若いころに戻ったように見えた。肉体の病は治らなかったが、心の傷は癒されたようだった。その驚くべき体験からしばらくして、メアリーは安らかに逝った。それは「安らぎとともに死んでゆく」という変容の過程をへた結果だった。メアリーの死のプロセスには、癒しだけではなく、医師や援助職の影響から離れた固有の何かが備わっていたのである。

＊　＊　＊

医学的なニーズとともに精神的なニーズにも応えるということが、当時の私には理解できなかった。医学部で学んでいたときには、死を肉体以外の視点から見ることに強い抵抗を感じていた。それは子どものころの父の死の体験から来ている。

最後に父を見たのは十二歳のときだった。母親が叔父と話しに病室から出て行ったとき、私はベッドで死にゆく父とふたりで残された。父は私の上着のボタンを指でいじりながら「用意はいいか？」と言う。そのとき父がいたのはカナダ北部の釣り小屋で、私を連れてこれから釣りに行こうというのだ。奇妙な誘いだと思ったが、父の身に起こることは何であれ受け入れねばということもわかっていた。正直なところ、父の落ち着いた様子と、心の中で私たちが一緒にいて、釣りに連れて行こうとする父の思いに私は慰めを感じていたのだ。会うのはこれで最後という予感もあった。しかし、手を伸ばして父に触れようとしたとき、神父が来て私たちは引き離された。「お父さんは幻覚を見ているんだ。さあ行きなさい」

その夜更けに父は亡くなった。私は幼すぎて、その後生涯つきまとう喪失感をあらわす言葉を知らなかった。

それ以来、父の死の床の経験について深く考えたり、誰かと話したりすることはなかった。あるとき、トーク番組で臨死の夢とヴィジョンについて話す準備をしているとき、そのときの一連の体験が心に強く蘇ってきた。子どものころのその強烈な体験が、私のライフワークを決めたと言えるかもしれない。でなければ今の仕事の全体像は把握できなかっただろう。

父と同じく私も医者になった。奇妙に聞こえるかもしれないが、死を忌み嫌うなら医学部に入るといい。そこでは「死」という言葉はめったに聞かず、死にゆく患者の経験に触れることなどさらにない。医学教育は死を拒否する。死が明らかだとしても、それをまるごとまたは部分的に否定するしかないのだ。

初めてそれを悟ったのは、研修医として死にゆく患者の予備回診を行ったときだった。私の役目は主任が行う回診の一時間前、通常は朝五時に患者のベッドを回って情報を収集することだった。それはまさに研修医、つまりレジデント（居住者）の名にふさわしい仕事だ。私たち研修医は、一週間あたり八十時間から百時間にわたって、文字通り病院に住み込んで働くからだ。

その期間私は文句も言わず、居心地の悪さを抱えながら「最後通告」――医師による最末期患者の診療打ち切り――を記録する現場に立ち会ってきた。私たちは瀕死の患者を見放すだけでなく、苦痛と助けを訴える相手に、誰も口にしないようなひどい言葉を放っていた。「もう手の打ちようがありません」と。

医療的見地からはそれ以上の診察も治療も無駄であり、研修医に学ぶべきことは何ひとつ残っていない。書類による診療打ち切りの手続きは、私にとって初めての末期患者を切り捨てる体験で、それは病院という組織による研修医の訓練の一部であり、すべてでもあった。

しかし、きっといつか、現実にできることはいくらでもあったはずと悟るときがくる。快癒は望めなくても、痛みのコントロールだけではなく、今は忘れられているものの、寄り添いながら苦痛をやわらげるための末期患者向けの医療とケア技術を復活させることができるはずだと、私は思っていた。

内科の研修を終えたあとに、私は心臓病の特別研究員になったが、一九九九年のこと、いくつかの経緯によってバッファロー・ホスピスで非常勤で働きはじめた。特別研究員時代は、ひとり分の稼ぎでふたりの子を養うのに苦労した。家計をまかなうために、よくER（救急医療）の夜勤をしたものだ。ポケットベルを離さずに、兼任する業務の間も緊急事態が起これば病院に取って返せるように備えていた。

寝つけなかったある晩のこと、新聞をとりとめもなく読んでいたら、求人欄が目についた。バッファロー・ホスピスの医師募集だった。「医師募集の広告なんて誰が出すのだろう?」と思った。当時は考えなかったが、普通なら「こんな広告に飛びつく医師なんて」という印象をもつだろう。

自分がホスピスの医師の仕事に就くなどまったく想像もしなかった。研修医時代には、ホスピスの研修からうまく逃れるための申請書を書いたほどだ。高齢医学や緩和ケアを専攻する学生はほとんどいなかった。みな死に直面することを避け、プロとして治療の理想を極めることばかりを望んでいたのだ。私もご多分に漏れなかった。病院内で死の第一発見者になることがよくあっても、私は死にまったく関心を払わなかった。死に立ち会う医師とは何なのか、ほとんど無知だったのだ。

私たちは現在、死を回避するケアモデルを受け入れている。効果よりも生産性が、実質よりも量がものを言う、出来高払いのヘルスケア市場がそれを促進しているのだ。患者への対応は、治験、治療など金になる製品やサービスによって決定される。

そうした状況では、家庭での支援よりもCATスキャン(コンピュータX線体軸断層撮影)を撮る方が手っ取り早い。それは必要とされるケアと施される治療とのずれの一例だ。「治療という行為」や金になる治療よりも、末期の患者に必要なのは寄り添いとケアと慰めによる精神的な支えなのだという理解を妨げているのは、こうした社会の基本的なあり方なのである。

ゆえに現代では、最期の日々を救急病棟や集中治療室で送る患者があまりにも多い。医療がそういった場所で初めて彼らを患者とみなすからだ。「迫りくる死」の宣告が、不要な情報と死をはばむ心臓のペースメーカーを患者に押しつけ、彼らを不条理極まりない治療の組み立てラインに送り込む。

病院での死は高くつく選択であり、皮肉にも長寿や健康をもたらさない。アメリカでは多くの人が病院では死にたくないと訴えながら、結果的にそうなってしまうのは大問題だとみな思っている。医療的介入が症状改善に無効とわかっていても、末期の患者の半数が最期の一か月のうちに救急治療室に送られる。[*9]自宅でも同レベルの治療が可能であり、はるかに快適に過ごせるにもかかわらずだ。

研修医として、私は患者を書類で捌《さば》いていく病棟の医療に失望を募らせていった。献身的な医師にも出会ったが、患者を人間として見る気の失せた輩《やから》とも仕事をする機会が多かった。たんに役割をこなし、書類を綴じて、記録を作成するだけの連中だ。お役所仕事的な病院の業務がベッドサイドから医師を遠ざけ、それが行き過ぎて多くの人が仕事に個人的な意味を見出すのをやめてしまっていた。患者と一時間接すると、二時間の会議と書類作成が必要になる。医師たちは医療経済にすっかり飲まれてしまっている。医師という役割に異議があったわけではないが、私は自分の天職の破滅的なありさまを目の当たりにして嫌気がさしていた。

研究員時代の同僚医師の指摘が身に染みた。彼は、「最近癒しが治療にすり替えられ、ケアが管理に押しつぶされ、傾聴の技が治療の技術に乗っ取られている」と警鐘を鳴らしたのだ。[*10] ハーバードの心臓内科の名誉教授バーナード・ローン博士は二十年以上も前にその問題を指摘していたが、その後も人間味のない技術優先の医療が幅を利かせてきた。治療の名のもとに癒しが犠牲にされるケースばかりが目立つ。そして、治療が無効になったとたんに、医師たちは癒しさえも投げ捨てるのだ。

医療の世界で生き残り、抜きん出るためには、もっとまるごとぶつかれる現場体験が必要だとわかっていた。そこで私は予備知識もなしにバッファロー・ホスピスに連絡し、週末だけの仕事を求めて面接を申し込んだのだ。

それは運命の皮肉だった。そこでは、ほかの職場で「切り捨て」てきた患者を診ることになるだろうと私は気づいていた。ホスピスでの医師の役割をよく理解せずに、研修で刷り込まれたホスピスの仕事への偏見を抱えたまま私は面接に臨んだ。「いったいどんな医師が働いているのか?」と思いながら。

結局二時間におよんだ面接の最後に、良き緩和ケアの医師に欠かせない条件は何か、担当者でバッファロー・ホスピスの創設者のひとりロバート・ミルチ博士にたずねた。「義憤だね」

と彼は言った。私は何も知らず、あいまいな気持ちのまま面接に行ったのだが、立ち去るときには目からうろこが落ち、気持ちが固まっていた。そして、それからのち振り返ることはなかった。

ホスピスに勤めるために心臓内科を去ると言うと、当惑を含んだ励ましやあからさまな嘲笑さえ受けた。ある医師からは、ホスピスというのは引退後の医師が行く場所だと言われた。精神科で診てもらったほうがいいと言う人もいた。大方の者が、専門職のキャリアにとってその進路変更は無駄だと見ていたのだ。

バッファロー・ホスピスで働いているのは、ボランティアや退職者が多かったが、最初はどこにでもいる人間だった彼らが、患者のケアに携わるうちに非凡さをあらわすようになる。

ぶっきら棒で不機嫌そうだった年配のスタッフが、末期の患者のケアで、熱心でやさしい援助者に変わっていくのを目の当たりにしたのは一度だけではない。ホスピスに赴任したのは、医療専門職のお役所的で非人間的な実態に失望していたときだったが、彼らは私が人間味のある医療に立ち返るための導き手となった。私の父は、まさにそういった医療を行っていたのだ。

私がいちばん鮮やかに憶えている子どものころの父との思い出は、救急治療室の待ち合いでじりじりしながら座っていたときのことだ。私は父が一緒にホッケーの試合を見に行くのを待っていた。診察室の外の廊下の隅に座っていると、父と患者のやりとりがとぎれとぎれに耳に入ってくる。父の話し方から、相手が父にとってとても大切な人だとわかった。

部屋に入っていくのは目にしなかったが、年配の患者が父に感謝しながら出てくるのを見た。伸ばし放題のあご髭は垢で固まっていたが、彼は受けた親切に当惑しているようだった。ホームレスという明日も定かでない暮らしぶりの彼は、ごった返す救急治療室で社会的に弱い自分の立場を理解され、親しみをもって迎えられていた。

病気によって社会はバランスをとるとも言えるが、その日私は、人が人のケアに努めるという医療本来のあり方を目にした。その重要性を理解するには幼すぎたが、それは決定的な体験になった。父の患者への態度は特別なものではなかったにしろ、私はそこに信頼できる何かを感じたのだ。父の姿から医師がもつ役割を理解することができたと思う。逃したホッケーの試合よりも、その夜の体験に私は心をつかまれた。

それはホスピスの業務にも通じる、私が切望していたタイプの医療だった。

＊　＊　＊

新しい仕事への移行はたやすいものではなかった。長く勤めた献身的なチームの中で私は新参者で、みずからの役目も存在価値も依然としてわかっていなかった。ホスピスは看護師がまとめ役になって機能する場であり、医師がリードする一般的治療とはある意味逆なのだ。私を含む医師は、緩和ケアの看護師たちにある種の懸念をもって迎えられることになる。

ベッドサイドで、従来からの治療の落ち度をも含む不必要な苦しみを何度も目にするのは看護師たちである。末期の患者に肉体的条件をはるかに超えたニーズがあることを知るのも看護師だ。さらに、治療対象が患者個人だけでなく、その人生や家族という背景を含む全体であることを理解しているのも看護師だ。病床にとどまって「手の打ちようのない」人に思いやりのあるケアを施すのも、最終的には看護師たちなのである。

医療チームに加わったとき、何人かの看護師にはっきり言いわたされたことがある。医師はそこではサポート役なのだから、見た目にはよくよく気をつかうべしと。白衣は禁止だ。肥大したエゴは病棟の入口でチェック対象になる。

エゴのチェック係は看護師だけではない。

ホスピスで初めのころに担当した患者にピーターがいた。ある大学の元総長だった彼はすい臓がんと診断され、体重は激減し、血圧や血糖値も低減していた。末期がんの積極的な処置を希望しない彼に治療らしきものはほとんど施されず、薬物の処方の検討や調整も行われなかった。その結果すっかり衰弱し、ホスピス内の政治討論のグループに参加する覚醒度さえ保てなくなっていた。一八五センチを超えるほどの背丈の彼は、疲れ切った表情と不適切な投薬も加わって、骸骨のように痩《や》せさらばえて見えた。

投薬の簡単な調整を試みると、彼は活力を取り戻し、知的活動にも参加できるようになり、尊厳と目的意識を取り戻した。それからも病気によって数多くの苦痛や症状に悩まされた彼だったが、何とかそれらをやり過ごし、症状にともなう心身の不調についても病気と同じ配慮が必要だということがわかった。私たちが学んだのは、がんの治療が停止しても医療的ケアの責任は続くということだった。

主症状以外の部分で改善の余地がありながら、それを見過ごすことで治癒の見込みなしと診断され、悪化したケースは、今までの患者でピーターだけではなかった。「安楽をもたらす」ケアモデルに切り換えたあと、対処できたはずの尿路感染や貧血といった症状に患者が苦しみ、死に至る可能性すらあった。緩和ケアへの移行の決定が、医療の放棄の是認とみなされる悲惨なケースもしばしば存在したのだ。

がんの疼痛コントロールのもとで、ピーターは高い生活の質を維持した。それは、痛みに対しては苦痛か投薬によって意識をくもらせるかの二択しかないという見解への反証になる。ホスピスを社会運動に導いたシシリー・サンダース医師の、「難治性の痛みなどない。難治性の医師がいるだけだ」という言葉は、まさしく言い得て妙である。ピーターの病気が患者と医師双方に教えたのは、人は死に向かいながらもいきいきと生きることができ、疾病治療と癒しを対立させる必要はないということだった。

ホスピスの患者を在宅で診るようになると、診察の枠に彼らを押し込める愚かさをますます自覚した。そして彼らのニーズが把握できるようになった。愛する人たちが待つ落ち着いた環境へ戻ったとはいえ、私が担当した末期患者たちは、病院からの解放を治療の放棄と受け取ることもあった。

完璧な医療的環境で、常時モニターをつけ、病棟で享受していた専門的な疾病管理が突然打ち切りとなり、当惑した家族に引き渡されるのだ。患者も家族も、何が起こっておりその先どうなるのか、ほとんどわかってはいない。医療という煉獄から解放され、医療的管理から自由になったとしても、ほかに選択肢があることなど考えることもできないのだ。

医療から放棄されたあと、患者と家族はこれから先への不安に襲われる。退院後の患者と家族がカフェテリアのコーヒーの値段や駐車の場所を覚えていても、死が訪れる時期やその道筋について何も知らないのは驚きだ。積極的治療から末期の緩和ケアに移行するときに、正しい情報がなければ、頭の中は恐れや不安でいっぱいになる。

退院した患者の予後については、圧倒的な量のデータが存在する。そこからわかるのは、疼痛や衰弱に対処しようがあっても、死が近いというだけでそれらが無視されてきたという現実だ。手の施しようがなかったピーターの場合、非常にお粗末で生半可な手当がされただけだった。患者は治療の失敗ではなく、治療の放棄によって苦しむ。それは大きな違いだ。

また、患者を愛する人々を忘れてはならない。突如として放り出され、慣れないケアという重責を担い、言うに尽くせぬ未知の悲嘆と不安に襲われることになる人々を。それら介護を担う人々を誰が気づかい、支えるのだろうか？

すべきことは列をなしている。

緩和ケアには、何よりも深い意味づけと熱意が必要だ。環境や死の存在や他者の影響によって人のあり方は変わる。それを自覚せずにこの仕事を続けることはできない。医療現場で型通りの業務や記録に忙殺されて、多くのスタッフがやる気をなくしている実態に流されず、心から患者に寄り添うことが必要なのだ。突飛に聞こえようとも、私にとって末期の患者に関わることは、立ち止まり、腰をかけ、深く聴き、感じる訓練にほかならなかった。

二十世紀初頭にハーバードの医学部で教鞭をとっていたフランシス・ピーバディ博士が言うように、「患者をケアする秘訣は相手に向ける心にある」のだ。[*11]

患者の苦しみは、部分的ではなく存在まるごとに関わる。彼らの苦痛に、肉体的、感情的、心理的、社会的な区別がないのなら（事実そうなのだ）、援助者である医療スタッフもそれにならうべきだ。総合的なケアのアプローチとは、患者自身の経験を重んじ支えること、死へのプロセスを肉体的な衰弱とだけ見るのをやめて、精神的な成長への転換の機会とすることである。生きることと同じく、死は豊かな内面からあらわれ、その美は医療の限界や肉体の境界を超えて広がっていく。

死産した子を抱いたメアリーや知力を取り戻そうと苦闘したピーターにしてきたように、私の課題は、患者自身にとって一番大事なのは何かを深く理解することだった。それは彼らが何を、誰を愛し、喪失したのかを知るということだ。そうした気づきの過程で、医師の自分がベッドサイドに運ぶのは、たんなる知識ではなく私自身であり、私の愛し方や私が喪失した人々であるという事実を思い知らされた。

こうした気づきが最終的に、私たちが人間でありつづけるための努力を支えるのかもしれない。

子どものころ、父とホッケーの試合を見に行くことはできなかったが、彼は見事な見本を私に示してくれた。父の看取りの最後の瞬間に、父は十三歳の私をどう思っていたのだろうか、何を伝えたかったのだろうか。その問いの答えの探求、それが本書である。

CHAPTER

2

門から外へ踏み出す瞬間

わかってないのね。夫が何を考えているかより、どう感じているかでしょう。

――ある元兵士の妻ベティの言葉

研修で朝の回診をしていたある日、ボビーという患者の病室に立ち寄った。中肉中背の中年女性で、相手をまっすぐに見つめてくるので、誰もが目をそらさずにはいられなくなる。私は彼女に好印象をもっていた。彼女は何にも、誰にも怖気《おじけ》づかなかった。

具合はどうかと聞くと、彼女は「まあまあ、壁のピンクの蜘蛛が気に障《さわ》るけど――わかる?」と言う。私は一瞬びくっとして壁を確かめ、彼女に目をやった。それから壁を見直した。私はためらいながらもリスクを承知で、「何もありませんが」と答えた。彼女はくすっと笑いながら「いないわよ、あなたを試してみたの」と言った。

翌日の回診は、先輩が問診役だった。「私は大丈夫、だけど壁のピンクの蜘蛛が心配――見えるかしら」とボビーは答える。彼は一瞬止まって考え込み、「なぜです？　見えますが」、思い切ってそう言った。彼女はあきれたように見返し、一言「そう？　あなたすぐ医者に行きなさい、変だもの」と言った。

ボビーのテストのことを思い出すと、今でも苦笑してしまう。カテーテルと点滴をつけベッドに横たわりながら、人を出し抜くユーモアのセンスで医師と患者の固定した関係を覆してしまう腕前には、誰もが敬服するしかないだろう。

このエピソードを真正面から解釈すれば、医師と患者の関係の難しさだ。担当の患者の心の声を聴こうとする医師が直面する壁が、そこにはある。相手が何を感じているかわからなければ、自分の限られた力や特性だけを頼りに状況を判断し、診断しなければならない。

先輩は、患者が幻覚を見ているはずと思い込み、自分のその考えを裏打ちしようとした。その判断は間違ってはいない。幻覚体験の事実を否定すれば、患者は精神的に混乱し自己認識がぐらついて、悲惨な結果をもたらしかねない。しかし私はボビーが医師をからかっていると判断し、その見方は間違ってはいないと確信していた。

ボビーは正気そのもの——機知と反抗心があっただけで、けっして幻覚を見ていたわけではない。自分の知識による解釈の正当性にこだわるより、医師との間に患者が安心と支えを感じられるかどうかが重要だ。ボビーは信頼に足る味方を見分けるために、嘘発見テストをする必要があったのだ。

ボビーの意識状態の評価は、患者がみずからの終末期について話すとき、医師がどう診断するかにも関わる。どちらも目に見えない患者の精神的体験を理解しようとする試みだ。解釈は観察者の視点次第で、それは末期患者と接した経験や、そうした見方を治療に採用するかどうかという医師の考えに左右される。

新米医師は終末期の夢を精神的な混乱、または病気の症状や投薬がもたらす幻覚と曲解することが多い。すると医学的レベルだけの診察になりやすく、そこから洞察や理解が生まれることはない。

バッファロー・ホスピスに来てから何週間かたち、私は自分が経験した事実の正体を突き止めるために図書館に行った。死にゆく人の体験を実証しようとした医学文献はほとんど役に立たないと思った。「プロローグ」で触れた看護師のナンシーの見解は部分的にせよ的確だったが、医学部の授業では死について得るものは何もなかった。

そうしたおり私は、現代医学が死の問題に沈黙する一方で、内面への扉である人文科学が死を雄弁に語っていることを知った。終末期の体験の記録は存在しても、その語り口には大きな問題がある。観察者が終末期を素材にして、みずからの哲学や職業的、精神的な持論を、真っ白なキャンバスに思いのままに描きかねないからだ。

超心理学の研究者は、終末期の体験は超常的な現象で、霊の介入や死後の世界の存在の証と考える。またフロイト派の学者は抑圧された欲求の発露として、ユング派の学者は楽観性のあらわれとして、宗教的な見地からは神が存在する証拠と見る。大方の著者はその体験を、重大な疑問の答えに通じる小さな鍵穴のように語る。魂の奥底や超越的な世界に何が存在するのかという問いだ。

しかし、病因を探ることにとらわれ、当事者の体験に興味をもつ者はほとんどいない。心惹かれても、患者が発する知恵に触れず、深く考えることなく傍観者に甘んじている。

調べてみたが、このテーマをめぐる臨床にもとづく記事は、過去五十年の間に雀の涙ほどしか存在しなかった。[*12]とはいえ、それは研究者特有の偏見ではなく、その手法の拙さが原因である。ひとつだけのケースや、当事者を援助する医師や看護師の視点のみを採用していたからだ。

裏付けのあいまいな症例報告では、エビデンスによる厳密な科学的基準は満たされない。ケアする側の第三者視点の調査だけでは、当事者自身の体験が適切に評価されているとは思えないのだ。

うつ状態や疼痛について、患者側ではなく観察者側の調査だけによって記述すると、どういう結果になるだろうか？　それは厳密な分析どころか、伝聞に近いものになるおそれがある。

図書館に足繁く通った末にわかったのは、ベッドサイドからの視点がすぐにも必要だということだった。

当時私は、バッファロー市内の大学の医学生、研修生、研究員たちと一緒に働いていた。彼らは研修の一環として、臨床の現場に交代で就いていた。私は末期の患者に不足していると思える視点について、彼らに思うところを伝えようとした。

利発な若い腫瘍学研究員のマヤという女性と一緒に回診した際に、話してみたことがある。バッファロー・ホスピスでの終末期体験について、同僚と共有している重要な姿勢や価値観を説明したのだ。彼女は興味をそそられない様子だった。「将来がん患者を診ることになる私の役割は、死を打ち負かすことで死への移行を助けることではないですから」と言うのだ。がんで死ぬ患者もいるのだとあえて強調する私に、彼女は明らかに当惑していた。居心地の悪い沈黙が流れた。長い一日になりそうな予感がした。

その直後、私とマヤは、患者のジャックと出会った。彼は年嵩《としかさ》のいった第二次世界大戦の退役軍人で、戦闘の体験からくる生々しい夢やヴィジョンを見つづけていた。妻のベティは一五〇センチにとどかないほどの背丈だが強い性格の持ち主で、病室のドアの前に立ち、誰がやってきても夫の精神状態を正当に評価させるべく護りについていた。そうしていかなる投薬も許すまいとしていたのだ。彼女は夫の症状がせん妄ではなく、夢だとわかっていた。彼はそれを通して、大事な感情に向き合うための空間を必要としていたのだ。

研究員のマヤは、そのときの大統領は誰か、今は何月かなどの質問によって、教えられてきた通り患者の意識レベルを計ろうとした。しかしベティはいらだちを抑えず、遮るようにして、夫は長いこと誰が大統領か知らないし、気にしたこともないと言った。「何の関係があるもんですか」という彼女に、マヤは患者の思考の明晰さを知る意味があることを説明した。

ベティはわずかに残る温情を絞り出すようにして、無味乾燥な臨床的評価をこきおろした。

「わかってないのね。夫が何を考えているかより、どう感じているかでしょう」

ジャックは戦争後PTSD（心的外傷後ストレス障害）を患っていた。このところ悪夢を見ていたが、最近その夢の中で、ようやく隠れ家に落ち着き、人に護ってもらえているという。ベティは夫が安らかな最期へと導かれることを確信し、神聖なるその場を力の限り護る決意をしたのだ。

その日の終わり近く、終末期の夢やヴィジョンの存在を信じるかどうかマヤに聞いてみた。彼女は「よく調べましたが、そういった説を立証するエビデンスはありません」と答え、そうした体験があったとしても生物学的、化学的な原因によるものだと言った。脳の機能不全か薬物による幻覚かはわからないが、神秘的説明をしなくても間に合うと言うのだ。

以前から知ってはいたが、彼女の頑固さにも共感できるところはある。私たちの社会では、信じられるのは目に見えることだけ、科学的な思考には少なくとも秩序あるデータの蓄積とエビデンスがいると信じられていることが、そういう発言から痛いほどわかる。

彼女はまぎれもなく正しい――終末期の夢とヴィジョンについて医学的基準を満たすような研究は現存しないのだから。死について明らかにする研究は、まだほんの入口にさしかかったばかりだ。医師の死への考え方や、臨死への対応に影響するような、データにもとづく研究はいまだに存在しない。

そういうわけで、医学生や研修生が患者の終末期の経験に正面から取り組むためには、それを医学の文脈でとらえ直す必要があるとはっきりとわかってきた。私たちはさっそく取りかかった。裏付けがあいまいな症例報告よりも、計測可能なデータを収集することなのだ。データは研究者側からではなく、患者から直接受け取ったものであることを確認した。そうした混乱は解消されるべきだ。さらにはっきりした結論を得るためには、体験が精神的混乱に起因する可能性を排除する必要があった。

そうした研究の文献をネットでざっと検索するだけで、臨死の夢やヴィジョンが意識障害と混同されている例がざらにあることがわかる。終末期体験になじみのない臨床医は、それを投薬や発熱、せん妄が起こす幻覚症状として片付けることが習慣化している。そんな体験に価値などほとんど認められないという態度なのだ。

しかし、終末期の夢やヴィジョンと意識障害の違いは明確だ。せん妄状態にある患者は、無秩序な思考、興奮、不穏、不安状態を引き起こすような、状況把握の障害を見せる。*13 それに対して終末期における患者の意識は通常明晰で、鋭敏さが増し、状況の把握もしっかりしている。終末期の精神的反応は、幻覚やせん妄とはまったく異なり、心の平穏さ、受容、主観的意味づけ、切迫する死への気づきなどが見られる。*14 こうした区別が重要なのは、医療の不適切な介入が終末期体験とその意味を表現する力を妨害して、患者の孤立を助長する恐れがあるからだ。

とりわけ死の直前に、ホスピスの入所者は不安定なせん妄状態と合わせて終末期の夢とヴィジョンを頻繁に見ることがある。医療者がその違いを知っていれば、両者を見分けることは容易だ。

ブレンダは、警戒心をもち心休まらない様子でホスピスに入所してきた。そして病棟で死に臨んでいた。彼女は、歯をむいたどう猛な熊が部屋の壁に見えるという、明らかなせん妄症状に悩まされていた。恐ろしい獣の姿を見るたびに彼女は怯《おび》え、呼吸が荒くなったが、そのせん妄の合間の夢で亡くなったはずの愛する人たちと再会し、慰めを感じていた。

「ひとりで行かなくちゃ」と言いながら彼女は、人には理解しがたい苦しみを爆発させていた。落ち着かせるには抗不安剤の投与以外になく、それでいったん収まりはするものの、その作用はより鎮静効果をもった終末期体験をしのぐことはなかった。

ブレンダには医学的治療と精神的ケアの両方が必要だったが、その適用はそれぞれの効果を見極めながら、死へのプロセスの段階に配慮しつつ調整されねばならなかった。しかしその知識がない医師には、せん妄状態の患者という以外の定義は思いつかないのである。

終末期体験はせん妄とはまったく異なるが、生から死へと急速に移行する時期にはその両方が体験されることも稀ではない。そうした事実が終末期体験とせん妄の線引きをあいまいにしている。神経科学者や医師は、終末期のプロセスを死の直前の数分間、数時間に限定して解釈することが多いが、それはせん妄が起こりやすい時期でもある。酸素の欠乏や神経科学的変化が脳の機能障害を生じさせるのだ。しかし脳機能の障害は、最後の数分から数時間のみに起こる現象で、それによって患者の終末期のすべてが説明できるわけではない。それらを評価する基準こそが問題なのだ。

私は終末期の患者のケアについて新たな視点を導入しつつ、終末期体験の調査の大まかな計画を立案した。成果はともかく、それは信頼性を高めるために医師こそが行い完遂すべき仕事だと考えていた。それには正規の審査会、つまり研究計画の裁定を下す大学の機関の認可が必要なことも承知していた。

私たちは、死に臨む患者の研究など認められるわけはないという忠告も受けていた。衰弱していく終末期患者のケアについては、つねに論議の的になっていたからだ。一般的に、死にゆく人たちの尊厳を「守る」という名目で、そういった領域に関わらないことが常識化していた。

末期患者の多くが、死へのプロセスにおいて孤立させられ、孤独を味わわざるをえないのは悲劇である。多くの患者が放っておかれたまま、天井を凝視しながら過ごす。どんな会話のやりとりも患者に救いをもたらさず、負担を与えない以上の意味しかもたない。

予想した通りに、審査会への申請の段階で壁にぶつかり、私は説明のために呼び出された。多くの良識ある研究者によるその面談で、終末期体験の調査が末期患者に与える影響のマイナス要因について深い懸念を示された。

私は医療的な見解に対抗するようだが、人生の旅路の最終段階において他者とのやりとりが必要であること、傍らに人が寄り添い話すことを喜ばなかった患者はこれまでいなかったことを説明した。委員はみな静まりかえった。

バッファローの大学から伸びる道沿いに州立刑務所があり、バッファロー・ホスピスでは、亡くなっていく受刑者を仲間のボランティア受刑者たちが世話するプログラムを実施していた。刑務所の死には台本がなく、行き届いた管理もなく、患者の体験はむき出しになっている。受刑者のホスピスボランティアが語った言葉は、それをあらわす好例だ。

「何かを変えなければいけないと思い、私はホスピスのケア係に応募しました。路上で生活していたころには戻りたくなかったんです。頭は自分のことだけでしたから。

指導者から、私には思いやりや共感があると言われたのですが、まさか自分が？と信じられませんでした。怒りと仕返しばかりの人生だったので。

でも少しずつ、変わっていきました。ある受刑者仲間（末期の患者）が、無理を言ってきたんです。塗り絵です。塗り絵なんて、一度もしたことがありません。好きでもないし。でもやりましたよ、ミッキーマウスとフェリックス・ザ・キャット！　そいつは一度も孫たちの顔を見たことがなくて、自分が色を塗った絵を渡したがってたんです。シャバにいたらしてやれただろうことを。

体力がなくてできないから、手伝ってほしいとも言われましたよ。亡くなる三十日前、家族が手紙をよこして、孫の写真が二枚入ってました。そいつは、死ぬ瞬間までそれをじっと見てましたね」

最期が近づくにつれ、ケア係の受刑者は「仲間」のベッドサイドに静かに腰かけ、泣きつづける仲間にじっと寄り添った。直感的に、苦しみも解放も、当人の心の奥の出来事なのだと彼にはわかったのだ。心に深い傷を負い、社会に追い詰められた受刑者たちは、私たちが理解しなければいけない方法で死に人間性を与えてくれた。その場にいるだけで、人は死にゆく相手に力強く威厳に満ちた慰めを与えられることを示したのだ。

ありとあらゆる検討をへて、審査会は研究へのゴーサインを出してくれた。しかし、それはまだ序の口で、本当に苦労したのは、医師と患者、研究者と受刑者のかけ離れた価値観を埋めることや、クレヨンを使って塗り絵をすることが終末期の患者の最高の癒しになると示すことだった。

CHAPTER

3

ベッドから見る光景

若い医師たちに知ってほしい。患者以上に興味深く勉強になる本は見つからないということを。

――ジョルジオ・バグリヴィ
アルメニア系イタリア人の医師・科学者、一六六八〜一七〇七

フランクは肉体的には衰弱していたが、頭脳はきわめて明晰だった。極度の虚血性心不全で入院していた彼だが、九十五にして周囲の状況をはっきり把握し、人との会話を楽しんだ。そして宝物を大事にするように、野球の豆知識を集めては誰もかなわぬほどの蘊蓄《うんちく》をもっていた。

彼はプロリーグの草創期からの発展を語り、選手やチーム、シーズンや試合のおもな出来事を思い出すことができた。一九三九年、メジャーリーグが初めてテレビ放映されたことを記憶し、有名選手から無名の者まで言いあてた。そして、まだ開幕前にシーズンの順位を推測する読みの正確さを誇っていた。まぎれもなく子どものころからスポーツへの情熱が彼を支え、今もスポーツから深い充足を得ていたのである。

その記憶力と熱意にもかかわらず、目を閉じ休息するとき、彼の瞼の裏に映るのは部屋にひしめく今は亡き縁者たちの姿だった。そうした現象の反復が、意識障害とは違うことが私にはわかっていた。

鎮静剤のことで、フランクに病室まで呼びつけられたことがある。その朝、彼は担当の看護師パムに「医者のやつはどこへ行った？」と怒鳴り声を浴びせた。あまりに興奮しているので、パムは部屋に入ろうとする私に、今日はとくにご機嫌斜めだと耳打ちしたほどだ。

鉄工所の作業員だった彼は、物事を何でも自分が思うように捻じ曲げないと気がすまない質《たち》だった。医師も例外ではない。私は部屋に入るとまず、具合はどうかと尋ねた。彼はベッドの上に跳び起きて訴えた。「眠れないんだ。見ろよ、先生。叔父のハリーが来てくれるのは嬉しいんだが、口うるさくてね」。その叔父は、じつのところ四十六年前に亡くなっていた。

死に向かう最終段階では、睡眠の引き込む力は強く、深く、鎮静をもたらすことが多い。眠気に割り込んでくる覚醒状態がうたたねのように見えることもある。それがときに予測不能な変調になる。半醒半睡の浮遊状態が明晰で強烈な夢やヴィジョンに押し流されると、ゆったりした意識は掻き消される。疲弊しきった患者はその急変に対応できずに、驚くような反応を見せることがある。フランクがそれだった。

亡くなる三日前、彼の意識は行きつ戻りつしていた。彼は取り乱して叫んだ。「今は一九二七年か！　俺は子どもじゃないか？　あいつらいったい何をしたんだ？」その夢とヴィジョンがあまりにリアルだったので、タイムトラベルしたかのような不思議な現象の裏で何が働いているのか問わずにはいられなかったのだ。

彼は自分の目を疑わず、何かトリックがあるはずだと思った。体は動けなくなっても、心はまだしっかり現実にとどまっていたのである。見当識や自意識を保ちつつ、もうひとつの現実にもどっぷりと浸っていたのだ。彼はふたつの世界を体験していたが、私たちが理解できるのはその片方だけだった。

フランクの精神的体験は、人生でもっとも大事な人、妻の愛へと還って行った。妻の夢を見るたびに彼女の存在感は鮮やかさを増し、彼の安らぎは深まった。そして私たちは、治療を打ち切ってほしいと頼まれた。彼の決断は医学的見地からも適切だった。主治医より先に患者が治療の無益さを知り、もはや価値を失った責務から医師を解放するのはよくあることだ。

フランクは「天国のルーシー」と再会しようとした。長いこと待っていた妻と会って慰められるよう私たちは彼を援助し、彼はその人生で身につけた高潔さを失わずに亡くなった。

私にとっては、大学の審査会の認可のスタンプより、フランクのような患者との出会いと終末期体験の証言の記録が道義的にも必要であるという確信になった。死にゆく人は自分の思いを聴いてほしいと思っている。体が朽ちてゆく中で見落とされがちな、精神的体験や世界観を言葉にする時間が彼らには必要だ。そうした体験こそが医学的に認められるべきなのだ。

終末期の夢やヴィジョンが、患者の癒しと人生の意味づけと自己の統合には必要である。もろもろの疑いは、計測可能なデータが最終的に取り除いてくれるだろう。そうしたデータが医学的文献にはない情報を補い、臨床医が終末期体験の重要性を認識できるよう導いてくれればよいと思う。人生の最期の場面で医療の技術力が、終末期体験が強める自己肯定感と感情面の豊かさの助けになるなら、それは大いに評価すべきだ。

進むべき道がはっきりと見えた私は、終末期の研究に強い情熱を注ぐバッファロー大学の研究員アン・バナス博士とともに研究に取り組んだ。そして研究企画のための測定値や詳細の検討に入った。欠かせないのは、患者の視点に忠実であることと、客観的なアプローチだ。

今までのたいていの研究は、いくつかの症例報告を除けば研究者の視点のみによって行われてきた。たとえば、超心理学の研究者であるカーリス・オシスとエルレンドゥール・ハラルドソンによる『人は死ぬ時何を見るのか』は、終末期の患者の体験についての最初の大規模な調査であるが、ほとんどが医師や看護スタッフによる調査やインタビューにもとづいている。[*15] その成果はもちろん重要なものだ。終末期体験の詳細を明らかにし、さらに亡くなる前の夢と幻覚症状を識別したのだから。しかし、著者は死後への考察も行っているが、患者から直接声を聴き取るまでには至っていない。

二〇〇八年には、ピーターとエリザベス・フェンウィック両博士による『いかに死ぬか――もうひとつの世界への旅』が出されたが、それも彼ら自身の研究にもとづいて死後の仮説を展開しているにすぎない。[*16] 彼らもまた、患者当人よりヘルスケア従事者と介護職の視点から調査と症例分析を行っていた。

そうした体系的な終末期体験の研究は、確かに死について記述しているが、必ずしも患者側には立っていない。死の前の夢やヴィジョンが死を解明するレンズとして使われるとき、終末期体験で取り上げるべき患者の視点はしばしば二の次になる。

私たちの研究の目的は明確だった。終末期の夢とヴィジョンの存在と日常的な出現を証明すること、さらに患者の視点からその出現率、内容、重要性を記述することだ。

患者の終末期体験を記録するために、私たちは決まった質問のアンケート用紙と自由回答の用紙を採用した。[*17] まず最初に、夢やヴィジョンの体験があるかないかといった基本的な質問を置いた。それは就寝時もしくは覚醒時に起こるか、快適であるか不快であるか、どのようなイメージがともなうかなどである。一人ひとりに夢やヴィジョンの内容、頻度、現実味などについて同じ質問をした。そしてそれらの回答を計量化し、比較するために、数値で示されるスケールを適用した。

調査の一員となる患者は、調査に参加することに同意し、それを理解していなければならない。それについては多くのページを費やしている。患者は資料に目を通し、立会人のもとで署名する必要がある。またわずかでも認知症やせん妄、意識の混迷などの症状を示す患者は除外した。

対象者たちは、死に至るまでほとんど毎日インタビューを受けた。それまでの研究では死の直前に気まぐれなデータ収集を行っただけだったが、私たちは死をプロセスと考え、何日も、何か月も、継続的に調査した。

データ収集に加えて撮影も実施した。それは当事者視点の裏づけと正確な描写のためだった。また終末期体験が、認知障害や意識の混迷にすぎないとする議論への決定的な反証になるだろうからだ。私たちは、一般に思われているように死が迫る患者が衰弱し、昏睡状態で、やつれて病衣にくるまれ、動くことも考えることもままならない人たちではないことを証明しようとした。

それどころか、彼らは生命の多様さを存分に見せてくれた。若くても老いていても、体に障害があってもなくても、彼らは明晰で、沈着で、思慮深く、そして直感を発揮した。一人ひとりの存在がじつに独特なのだ。

そのうち私たちチーム全員にはっきりとわかってきたことがある。研究を構成する方法論や客観性が十分に満たされていないこと、そして研究を支えているのは私たちではなく、患者自身であることだった。死を体験する人たちこそが、ときには予想もつかないあり方で研究を押し進めるのだ。

多くの対象者にとって、話を聴いてもらえることこそがまぎれもない幸福だ。みずからの夢とヴィジョンが真剣に探究されているのを知ると、ほとんどの患者は励まされる。自分が貢献できるよい機会と思う人もいる。

調査のドキュメンタリー・フィルム制作には、私たちが担当するすべての患者が加わった。彼らは、目下の最大の関心事である死を超越する、意味深い仕事の一員として協力できることを喜んでいた。彼らはもはや孤独ではない。私たちは共通するテーマによって集まり、安心と感謝を覚えることもまれではなかった。

「頭がおかしいとは思ってませんよね？」という言葉が、ときに呪文の一種のように囁《ささや》かれた。そこでは患者は研究対象ではなく、協力者であり、解説者、調査員仲間で、主役で、スターで、それらすべてだった。

もとはと言えば研究の狙いは、終末期体験の臨床的な整合性を医療関係者に示す、実証的な結果を得ることだった。しかし私たちは誤解をしていた。研究が実証性を強調すればするほど、その結果を見た医師たちは興味を失い、無感動になるだけだったのだ。

医療の専門家たちにくらべて、私たちの本当の味方は介護を引き受ける人たちだった。患者の父や母、兄弟姉妹、叔母や叔父、成長した子どもなど、愛する人の喪失に直面せねばならない残される人々である。医師もそこに含まれているはずだが、ある者は白衣を脱いで愛する家族のもとへ帰るまで、彼らと同じ立場にはなれなかった。

私たちの調査は、終末期体験によって認知力が低下していると決めつけられ、嘲笑されることを恐れる患者と家族のために行われた。私の体験からは、彼らこそがこれからの医療従事者を教育する可能性のある人たちなのである。

老婦人ブリジットは、八十一歳の熱心なルーテル派教会の信者だった。彼女には慢性の閉塞性肺疾患があり、意に反して徐々に動けなくなる予感に怯《おび》えていた。そうしてごまかせないほど鮮明になった夢が覚醒時の意識に混入してくると、彼女はくり返し聞くようになった。「なぜ見えるのかしら？　頭がおかしくなったの？」実の娘もそれが理解できず、言うべき言葉が見つからない。

ブリジットは、死んだはずのふたりの叔母が傍に立ち、自分を見ている夢をくり返し見ると言った。続いて純白の長いドレスに身を包み、ダイニングテーブルに座って編み物をする母親のヴィジョンがあらわれた。音声はなかったが、その存在は鮮やかに感じられた。

それでも彼女は、みずからも「ヴィジョン」と呼んだその現象に慣れることができなかった。それは信仰をも危機に陥れた。最末期にみずからが見た事実と、信じる教義との折り合いがつかなくなったからだ。亡くなった人よりむしろ天使が見えるはずだったのに。

彼女が見たような終末期のヴィジョンは根拠を欠いた異常な体験ではなく、解明されうるよくある現象で研究対象にもなっていることを説明すると、ブリジットは肩の荷を降ろした。実際に患者の八〇パーセント以上が、調査中に最低一回は終末期体験があったという報告を伝えると、彼女はさらに安心を深めた。

それ以来、ブリジットは自分の体験を進んで語るようになった。私が超常現象に抵抗を感じているのを察すると、精霊はとりわけその存在を信じない医者などには優しく接してくれるからと嬉々と話した。

死の直前の夢やヴィジョンの価値が実証されたとき、患者の終末期は変容の旅路になり、人生の意味がまるごと回復される。研究からも、終末期体験が患者をありのままの自分に連れ戻し、愛する人たちとの関係性を築き直すことがわかってきている。それは自己の全体性を保ち、取り戻す道になるのだ。

亡くなる前の患者の言葉には、深い意味を示唆する物語が含まれており、自己を尊重し心の傷を癒し、関係性の回復をもたらす人生の旅が反映している。それが多くの人にとって、愛された人たちや真に必要だった人たちとの和解の証になるのだ。

五十一歳のプロテスタント信者で転移性の直腸がんを患うライアンは、ブリジッドのように、「長年会っていない人たちがあらわれるとは、私はどうかしたのか？」と不安になっていた。しかし治療によって夢やヴィジョンが消滅すると、「現実に戻ったのはいいが、あの人たちに会いたいもんだ」とため息まじりにつぶやいた。

ライアンに結婚歴はなく、生まれ育った街から離れて住んだこともなかった。仕事で目立った業績はなかったが、人生のささやかな楽しみや信頼関係に大きな喜びを見出していた。そして幼少期から付き合っている誠実な友人たちに囲まれていた。若いころに影響を受けた一九七〇年代の音楽と文化を愛し、その時期の嗜好から離れようとしなかった。彼の心は、仮想現実のタイムカプセルである昔日のロックンロールにしっかりと結ばれていたのだ。

死を目前にした彼は、今生きている友人や亡き友人たちとともに、かつて行ったコンサートに行く夢を見た。古いレコードを探しに毎週ふらっと立ち寄ったガレージセールへも足を運んだ。地元の川へ釣りにも行った。どこへ行くのかわからないまま、「親戚との旅行」についていくこともあった。

彼はいきいきとそれらの思い出に浸りながら、病気の制約から解放されていった。終末期の肉体的困難は、社交的だった彼の生活スタイルを損ない、ライアンの尊厳は傷ついていた。しかし終末期の夢で改めて自由を味わい、初めて現状を受け入れられるようになったのだ。肉体は衰えても、親密でいきいきした人生の温かみが戻ってきた。彼は、友人や音楽やささやかな冒険と一緒だった人生の意味を認めたのである。

調査の結果私たちは、死が間近になると、患者の夢の焦点が存命中の相手から亡くなった人へと移行することを知った。もっとも重要なパターンはふたつだ。死が近づくにつれ終末期体験の頻度が増すこと、その内容が親密な人からすでに亡くなった人へと移ることである。

「プロローグ」で登場した、私の猜疑心を戒めた看護師のナンシーは正しかったことがわかった。トムが亡くなった母親の夢を頻繁に見るようになったとき、彼女はその死が迫っているのを的確に予知していたのだ。フランクは亡くなる直前まで比較的明晰さを保っていたが、亡くなった人たちが頻繁に訪れて睡眠を妨げたのは、死が迫ったしるしだった。最末期には、夢に出現する亡くなった人々の頻度とその内容の変化が、来るべきそのときを知らせる手引きとなる。

これに関連して、亡くなった親戚や友人との再会が癒しの非常に高い数値を示した例がある。現在広まっている、悲しみと嘆きと苦悶に彩られた死の先入観は、この数値を見れば根底から覆されるだろう。

死者のイメージを見た患者の精神的安定レベルは、最大五ポイント中平均四・〇八を示した。一方、存命中の人のイメージを見た患者は五ポイント中二・八六とより低い数値だ。もっとも癒された終末期体験として、亡くなった友人や親類の出現をあげた患者は七二パーセント、続いて存命の友人や親類、すでに亡きペットなどの動物、かつての重要な体験、そしてもっとも少なかったのが宗教的なイメージだった。

これらのデータによってわかることは、死へのプロセスで恐れを癒すのは、非日常的な体験を含む記憶の中の親密だった亡き人々の存在であり、その出現の頻度が上がることである。特記すべきは、その人の根本的なニーズや人間関係、ありふれているが美しくシンプルな出来事の記憶が大きな安心感をもたらすということだ。

ローズマリーの夢の中には、家族が集まって楽しく飲み食いしている光景があった。ありふれた家族の再会の喜びの光景は、娘のベティが旅支度をするヴィジョンに移った。ローズマリーは、パーティーが終わって娘が身のまわりのものを集め、スーツケースに詰め込んでいる様子を見た。なかでもベティがみずから作って販売していた、美しい花柄の絹のスカーフ類をパッキングしている場面が鮮やかだった。

家族の再会の喜びと、愛する娘との別れのコントラストは、人生の旅の最終章で彼女がよく語っていた心の矛盾を雄弁にあらわしていた。ローズマリーは家族の温かさに見守られつつ、安らいだまま別れる予感を可視化していたのだ。

シンプルな夢の叙述が、入り交じった複雑な感情を反映していることがある。悲嘆と受容、歓喜と切望、出会いと不在などの間の折り合いをつけるために。

私たちは、テーマの分類を進めていった。[*18] たとえば多くの患者が、亡くなった友人や親戚が静かに佇《たたず》みながら「待っている」夢を見て、しっかりと抱擁された気持ちになったと証言している。静かに見守られているその光景には何らの裁きもなく、純粋な愛と導きだけがあふれていた。

ブリジットは、眠る自分の傍らに亡きふたりの叔母があらわれ、静かに見つめているヴィジョンを信頼していた。叔母たちの愛がくまなく満ちているのが感じられた。

私が担当した患者の三分の一以上が、夢やヴィジョンの中で旅や旅立ちの準備の光景を見ていた。興味深いことに、ライアンも含め、旅の行く先を知らないことに彼らが不安どころか安らぎを感じていた。

患者たちは、自分が他人と一緒に飛行機や電車に乗り、車やバス、タクシーなどさまざまな交通手段で旅する様子をくり返し語り、出発の準備をしながら元気になったと語る。

七十一歳の膵臓がん患者ジュディの旅の夢は、寝たきりになっても止まらなかった。動けない状態でも、それ自体が旅の内容の展開につながっているように見えた。彼女もライアンと同じように目的地を知らなかったし、それを気にもとめなかった。

彼女は死の十三日前、母親と亡くなったふたりの息子がベッドの傍らに立ち、「迎えに来た」と言っているとくり返し訴えた。死の一週間前、話すことや動くことができなくなってもなおベッドから起き上がろうとし、どこかへ行かねばという意志を見せた。

こうして終末期に反復されるテーマや類型が多く集められ、その結果を私たちはいくつもの論文の形で発表した。しかし、「プロローグ」で登場したナンシーや、ローズマリーが私たちに教えてくれたのは、皮肉にも、役に立つと思ったテーマの分類や大まかな見積もりや統計的な数字と「本当に重要なこと」はそぐわないという事実だった。

患者のほぼ共通した反応は、終末期体験は「ふつうの夢とはまったく別もの」ということだった。「いつもの夢は忘れるけれど、それとは違う体験」「現実以上にリアル」「実際に体験したのと同じ」などの感想が記録中にも多く見られた。

彼らが断固として主張したのは、夢が現実に近いだけでなく、実際に体験したのと同じという点だ。終末期体験の現実感について尋ねられた患者は、睡眠中であれ、覚醒時であれ、どんなときでもほとんどが一〇〇パーセントリアルだったと答えている。

いわゆるふつうの「夢」も、起きているときに亡くなった人が見えるという患者にとっては「ヴィジョン」と解釈される。調査では、終末期の体験の四五パーセントが入眠中に起こり、一六パーセントが覚醒中に、三九パーセント以上が両方にまたがって起こっている。

もちろんこれらの数字は、死のプロセス上の覚醒レベルの変化に対応する。患者が自覚的な夢を見るとき、または覚醒時にまで影響する強烈な夢による睡眠の中断などの、突発的に起こるリアルで明晰な夢見状態も含まれる。これらの例を見ると、患者たちにとってそれ以前のどんな体験より、終末期体験がもっとも覚醒度が高く、鮮やかで、現実味があることがわかる。

こうした結果によって、研究者は終末期の「覚醒」を定義し直すことになるかもしれない。覚醒時と同様、またはそれ以上に鮮明で忘れがたい体験をする終末期の患者と、意識の混濁を結びつけるのはまったく的外れということになる。

虚血性心不全で入院した九十一歳のアンは、はるか昔に亡くなった姉の鮮明なヴィジョンを見ていた。ある日彼女は起きてすぐに、あたりを見まわして「エミリーはどこ?」と聞いてきた。十六年も前に亡くなった姉の姿を担当の医師と変わらぬほどはっきりと目にしていたのだ。彼女は結果的に、急性の呼吸器不全で私たちの病棟に移送されてきたのだが、目覚めたとき、天井に目を凝らしながら、存在しないはずの何かを探すようなしぐさを見せた。さらに起き上がって、まるで誰かを抱くように天井へ両腕を伸ばしたのである。アンは家族に「私、死んでいくの?」と聞いた。

病状が安定しているとき彼女は、目を開けてあたりを見まわし、亡くなった姉を探そうとした。姉のエミリーがベッドにいつも腰かけていると言うのだ。夢の中で若いころのエミリーが、家のあちこちで「日常の家事をしている」姿をよく見るのだとも言った。その表情や服装をくわしく説明することもできた。突き出た頑丈な顎、こげ茶の髪を高い位置でお団子にまとめ、ゆったりした薄緑の木綿のドレスをまとい、肘のあたりまで袖を無造作にまくり上げた様子までだ。

エミリーは、つぎの作業に移ろうとするときに、手を口に当てて笑顔をつくることがあった。アンの言葉数は少なかったが、幼かったころ姉と散歩に出かけた様子を再現するその夢に慰められ、励まされた。五人兄弟のアンは、親代わりだったエミリーと一番親しかった。「私はひとりで逝くんじゃない、エミリーが一緒だから」、彼女はそう言った。

彼女の思いを理解はできなくても、アンが孤独ではなく癒しと安らぎを感じていることを知って私は嬉しかった。彼女は翌日も続いて姉の夢を見たが、二日後に医師から病状の安定が認められ、入眠できるようになって自宅へ戻った。

ほかの多くの患者と同じく、死が近づき肉体が衰えていくと、彼女の終末期体験は終わりを告げた。ライアンと同じく、彼女もヴィジョンが見られなくなったことに失望していた。それから約一か月して、アンは自宅で安らかに息を引き取った。私はその瞬間に立ち会えなかったが、彼女が孤独でなかったことはわかっていた。

終末期の患者には、記憶を再構成し、編集する能力も見られる。その時期に幼少期の忘れがたい体験が凝縮され、修正され、再構成されて、患者のさしせまった精神的欲求は満たされ、償われる。

生涯肉体労働に従事してきた七十三歳のティムは、結腸がんの末期にさしかかっていた。終末期体験によって彼は幼少期の記憶を呼び起こし、貧困のうちに育った苦しみを再解釈して解放された。

彼はまず両親、祖父母、旧友たちと再会し、「お前は大丈夫だ」という彼らの言葉をくり返し聞いた。死の四日前には、夢の中で多感な十代初めの記憶に引き戻された。惨憺《さんたん》たる時代の真っ只中、彼はバッファロー南部の労働者階級の居住地で育ち、なすすべもなく解雇され、生活が破壊されていく人々を見た。

父親は低賃金の不安定な雇われ仕事をしながら、家族を守ろうと奮闘していた。当時の苦境を生き延びようとした多くの人たちと同様、絶望の中で何とか生活を成り立たせ希望と目標を見出そうとする家族全員の努力だけが、幸福を脅かす境遇を乗り越える力であった。

終末期の夢は、ティムのその時期に負った不安の重荷を軽くさせた。彼は幼い自分が部屋を歩いて外に出て行く光景を見たが、それは幼少期の反映だった。キッチンから出て行くティムの目の片隅に、跪《ひざまず》いて祈りを捧げる母の姿があった。母の神への献身こそが家族を支えたという、彼の言葉を証明する光景だ。

家から歩み出したティムは、隣に住んでいた親友に声をかけられた。野球のバットとボールを持ったその子から野球に誘われた。その子は彼の生涯の友となり、あるときから義理の兄弟のように親しくなった人物だ。夢の最後に、父が手押し車を押している場面が見えた。それは父が雇用され、生きる価値を回復したことの象徴だろう。ティムの心の古傷は、そうして癒えた。彼の世界は安全で、永続性がある完璧なものになったのだ。

見た夢について語る彼は、もはや死にかけ衰弱した患者ではなく、人生を育み温かくする幼少期の愛に目覚めた輝く目の子どもだった。母親の祈り、友との野球、出勤する父親――三幕劇のように見えた三つの段階は、人生初期に欠かせない生命力の統合されたヴィジョン――愛というテーマのさまざまな形のあらわれだったのだ。

人間関係の豊かさを示すその光景は、成長の過程でもっとも重要な人間形成の体験だった。イメージであってもそれが、心に深く根を張った恐れと願いに対して、多面的で意義深い現実感をもたらした。

ティムは自分の夢を、一体感と安らぎを取り戻す普遍的な解決策だったと説明している。強いつながりを感じたその体験は、ほかの患者と同じく言葉ではあらわせないものだった。言葉で説明できなくても、そこには深く納得できる感覚がある。

彼の夢は過去の体験の意味を凝縮し、記憶にとどめ、かつての出来事をとらえ直して、これまで一番彼を支え、励ました場面へと連れ戻した。ほかの患者のケースでは、過去の記憶の多くが選別によって省略され、大幅に編集されていた。

八十九歳のビバリーには、慢性の閉塞性肺疾患によって死が迫っていた。彼女の終末期の夢は、過去に彼女を愛さなかった人物を省略することで、かつての愛と支えを蘇らせた。彼女の幼少期は、歯ブラシで家具をえんえんと磨かせるような無意味な家事を押しつける、よそよそしく人使いの荒い母親に支配されていた。

ビバリーは死の間際、夢の中で幼少期に戻ったが、そこには自分が不要な存在という思い込みの原因になった母親はいなかった。九歳のビバリーは、唯一の無条件の愛の源だった父親とだけやり取りをした。それによって小さかった自分を支えていた日常を生き直したのだ。

夢の中で彼女は、下校時に郵便配達中の父と合流できる瞬間を待ちわびていた。配達の経路を正確に知っていた彼女は、自宅から遠い森のはずれの空き地に父が来るタイミングをけっしてはずさなかった。そしてはしゃぎながら駆け寄って手を握り、一緒に残りの道を歩いた。

死が近づくにつれ、過ぎ去った日々は薄れ、辛い記憶も消え去って、父親の温かな愛のみが残った。それが今から過去へと連れ戻し、そして新しい現在へといざなったのだ。

私たちは、幼少期まで遡る心の傷にそれが応用できるかはわからなかったが、終末期体験がもたらす死を安らかにする癒しの効果を探究する研究計画を立てた。終末期は、たんに死への移行の時期というだけではなく、人生全体に影響をおよぼすはずだ。

その体験が過去の傷を取り除き、人生の幕引きを書き換えることがある。ゴールは同じでも、そこに至る過程はさまざまだ。激しい苦痛さえも、癒しや救済に変化する可能性がある。

私が担当した八十八歳の患者スコットは、まさにその好例だ。彼は大恐慌の時代に、バッファローの労働者階級の貧しい家庭に八人兄弟のひとりとして生まれ育った。終末期に人生で最大のトラウマが呼び戻され、その過去が蘇ってきた。十歳のとき彼は、友人と列車から飛び降りて遊んでいるとき右腕を失った。それからいじめられるようになり、生涯続く苦痛を背負うことになった。

年端もいかない彼は、あるときから急に入浴や着替えという日常の基本的動作にも困難を抱えることになった。友人と遊ぶことができなくなり、つまはじきにされた。大人になれば生活のために働き口を見つけねばならないが、それが五体満足な人間だけに許された特権と知ると、母の思いやりさえもが心に重くのしかかった。

母親はスコットが十代になると児童養護施設に送り込み、「ましな教育を受けさせよう」とした。それで彼は自分を恥じるようになり、独立して生活し、人から愛される自信を失った。その後メンテナンス会社に就職したが、忘れられない幼少期の虐待のトラウマに付きまとわれた。その恐れは職に就く不安よりも大きく、スコットのアイデンティティにまで影響を与えた。

死の直前彼は、「職場での楽しかった体験」の夢を見はじめた。死が迫ってくると彼は、仕事をきちんとやり遂げ、彼以外には解決できない問題を乗り越えようとする夢を見た。自信がもてなかった仕事を通して本領を発揮したのだ。夢の中では、昔の同僚がつぎつぎに彼のことを「一流の働き手で最高の友人だ」とねぎらいさえした。

体と心の古傷が癒えるにつれ、過去の書き直しが起こり、彼は完璧な充足を取り戻した。人生の最期の瞬間に、若いころ心身に負った取り返しのつかない痛手が癒されたのである。

叙勲を受けた退役軍人のジョンはひどい不眠症で入所してきた。彼にも似たような終末期体験のストーリーがある。彼は心疾患の末期と診断されたが、それが原因で不眠になったわけではなかった。

病室に足を踏み入れたとき目に入ったのは、あまりに多くの体験に混乱し疲れ切った肩幅の広い男の姿だった。私は胸を打たれた。ジョンが参戦したのは、アイゼンハワー司令官が第二次世界大戦の偉大なる十字軍と名づけたノルマンディー上陸作戦だった。症状はどうかと尋ねたとき、彼は「これは戦争の傷だ」と一言でまとめた。それから続きを家族に説明させた。

家族の話では、二、三週間前にはそれほど戦争の話はしなかったが、最近は作戦開始のＤ－デイの凄まじかった殺戮を思い出さずに眠ることができなくなったという。彼は何度も悪夢にうなされ、汗だくになって目覚める。付きまとう戦争の悪夢と折り合いをつけるために、その終末期体験には重要な意味があった。

彼は、家族にも言わなかった過去の体験をくわしく打ち明けてくれた。不眠の原因である苦悩と悪夢を、愛する家族には知られたくなかったのだろう。もしくはその恐怖を描写する言葉が見つからなかったのかもしれない。

軍艦テキサスとともにノルマンディーに赴いた戦艦ジェームスL・アッカーソンの砲兵として軍役に就いたのは、ジョンが弱冠二十歳のときだった。いつでも誇り高きテキサス人である彼は、軍人の本分をわきまえ、祖国の目指す理想を信じていた。一九四四年六月七日、彼はノルマンディーのオマハ海岸へと送られた歩兵師団の一員だった。そこではもっとも悲惨な流血の事態が起こっていた。

彼らの任務は、海岸の本隊から離れてしまった兵士たちを連れ帰ることだった。上陸用舟艇が傷を負い救護所へと送られる歩兵を乗せ、作戦は成功裏に終わった。しかしジョンの脳裏からは、バラバラになった死体や浮き沈みする手足が散乱する血の海となった海岸の光景がけっして消えなかった。その戦争体験は生涯、彼に付きまとうことになるのである。

ホスピスで死の床に就きながら、ジョンは自分が救えなかった戦没兵たちの悪夢にうなされつづけた。「死のほか何もない、まわりは兵士の死体ばかりだ」

恐怖にかられた人をそれまでも見てきたが、彼はたんに恐れているというより怯《おび》え切っていた。それは打ち消せない感情だった。いつ死ぬかわからない戦争の恐怖に直面する彼の若き日の感情に、私が寄り添うことはとてもできなかった。

　しかし、年老いてから再びその殺戮の現場に帰ったジョンの様子には言葉を失った。悪夢は現実そのもの、その場で起こっているとしか思えないと彼は言う。克服できないその苦しみを夢があらわしていた。

　それゆえ、その二、三日後の完璧なまでの変容はじつに目覚ましかった。私が会いに行ったとき、ジョンは見るからにくつろぎ、安らいでいると言っても差し支えなかった。眠れるようになったと微笑みながら言う彼は、最近のふたつの夢が自分を回復させたと信じていた。

　喜ばしい初めの夢は、軍隊から待ちに待った除隊証明を受けとった場面だった。もうひとつは悪夢のように見えて、彼にとってはまったく逆だった。その夢でオマハ海岸で死んだ兵士が戻ってきて告げた。「もうすぐ彼らがやってきて、君を連れて行くよ」

　ジョンは「彼ら」が友軍だとわかり、その夢は自分を裁くどころか、苦楽を共にした仲間との和解を意味すると理解した。苦しみの幕は下りた。彼は目を閉じて休むことができるようになったのだ。

　終末期体験によって戦争の事実や体験が帳消しになったわけではない。苦労した末に平安が訪れるという筋書き通りに、それらは新しく生まれ変わったのだ。六十七年もの間、戦争の亡霊と闘いつづけたかつて二十歳だった勇気ある若者の魂は、ついにいわれなき運命と大きな重荷から解放されたのである。

ジョンの体験は、苦痛に満ちた夢でさえ、死が迫った患者に真の心理的、霊的な恩恵をもたらしうるという好例だ。彼の場合、ノルマンディー侵攻のD－デイの想像を絶する殺戮の苦痛の記憶が、自分が見捨てたはずの兵士との友情に変化した。

彼は、叶えられなかった責務の重荷と逃れられない圧倒的な恥辱から解放される必要があった。何より、戦友を助けられなかった自分を赦さねばならなかったのだ。幸いにも死の直前の夢とヴィジョンがその役割をはたした。

終末期の夢とヴィジョンは、赦されたい、愛されたい、安らぎがほしいなど、患者それぞれの願望を満たしてくれる。あまりにも強い願いは、夢の中にとどまらず現実にまで影響をおよぼす。特別な記念日や誕生日、知人の訪れを、最期の一息まで待つ患者もまれではない。

バッファロー・ホスピスに赴任するまでは、そういったことはどこかの病院で囁《ささや》かれる噂に過ぎないと思っていた。裏付けになるエビデンスが求められると、大方、出所があいまいになるのが常だったから。

そうした折に私は、九十八歳の〝女族長〟メイジィに出会った。彼女は、息子のロニーが到着するまでは逝かないという意志を示した。それまで八年間、彼女は実の息子に会えなかった。個人的な諍《いさか》いからか、時がたつのが早すぎたせいなのかはわからない。詮索すべきでない疑問もある。数日前から食を断ち、話さなくなっていたので、彼女が死の戸口に立っていることが察せられた。

身寄りが集まり、思い思いに会話していた――明らかに意識のない様子のメイジィに向かってではなく、生涯で百人以上の里子を引き取り育てた彼女のことをお互いに。じつはそれが聞こえていたのに誰も気づかなかった。誰かが警察を通してオレゴン州に住む実の息子のロニーに連絡したことを話し、ロニーはバッファローに来る航空券を予約したそうだとひとりが答えていた。彼らは、息子が間に合わないのではないかと気をもんでいた。

翌日、メイジィは目を開き、体を起こして、「エイモス！　ねえエイモス！」と大声で夫の名を呼び、「まだそっちへ行けないの、息子が来るんだから」と言った。その日、ロニーは到着した。二十四時間後、メイジィは目を閉じ、そしてもう二度と開くことはなかった。

明らかに自分では左右できない事態を彼女が変えられた理由について、睡眠のパターンと死のプロセスの関係をめぐって長々と説明することもできなくはない。死は睡眠が進んだ状態で、深い眠りのためにリラックスと解放が必要だということもできる。死の前の生物学的プロセスを示すことも可能だ。しかしそれらを合わせても、私やその場にいた人々が見た事実にぴったり当てはまるものはないどころか、程遠いだろう。

息子のロニーが到着するまで、メイジィの心は落ち着かなかった。結局わかったのは、人生と同じように死もまた愛の問題だということだ。限界状況に置かれたときにもちこたえ、絶えざる道を見出すのは愛なのだ。

夢やヴィジョンが、心にイメージと感情を呼び起こし、その静けさと充足から平安と知恵を受け取る患者がいる。夢やヴィジョンを意識的に内省し、死への自分なりの理解を深める者もいる。神秘的な幻想を理解しようとする患者には、死はなじみ深く温かい友人にさえなる。

パトリシアは、私たちの研究に非常に協力的だった。その結果は極めて有益なものだったが、彼女のような患者によって研究はより人間味のあるものとなった。夢とヴィジョンの記憶力に卓越した彼女は、終末期における癒し体験のもっとも優れた見本となった。

パトリシアは入所するとすぐに、ホスピスに旋風を巻き起こした。九十歳の彼女の経歴や病状、その外見からは、熱意があり鋭く機知に富んだその性格はまったく予想できなかった。末期の肺線維症の彼女は、四六時中携帯の酸素ボンベを借りても、なお呼吸に困難を覚えていた。

重篤な症状によって、部屋の中を移動するだけで呼吸機能は極度に悪化した。しかし彼女は、体ができないことを声で補った。競売人みたいに途切れなく、早口でまくし立てることで。少しでも話し相手をすると、彼女の身体症状や依存する医療機器の存在はかすんでしまう。それゆえ鼻の呼吸用チューブはお飾りではないのかと言う人もいた。

いつも落ち着き払っていた彼女の体につながれたものは、機械であれ何であれ、身につけている鼈甲《べっこう》の眼鏡や蝶の形をしたヘアピンと同じように、彼女自身の一部のように見えた。知的好奇心が旺盛で何事にも興味を示し、患者というよりＴＶ番組のインタビュアーといったふうだ。病状が進んで死を望むようになっても、パトリシアの物事への関心は衰えず、最期の瞬間まで自分を表現することをやめなかった。

九歳のとき、彼女は母親を肺炎で亡くしている。十三歳で父親が彼女と同じ肺線維症にかかり、父親の介護をすることになった。当時は重症患者とその家族が受けられる社会的援助はなく、父の介護はフルタイムの責務となった。

現代のアメリカの十代の若者にとって早い時期に大人になるのは一種の贅沢だが、パトリシアの大恐慌時代の語りによると、当時はそれどころでなかったことがわかる。

「私はすごく幼いときから父の世話をしてきた。年齢に関係なくそれは大変なことだけど、十三歳の子どもにとってはどんなに重荷だったか。でも、今は悔やんでない。突拍子もないあの夢を見てから変わったの」

その「突拍子もない夢」は彼女を惹きつけた。彼女は日記にその内容をくわしく書き、嬉々としてさまざまに解釈してみせた。真剣に耳を傾ける人だけでなく、一風変わった夢の内容をおもしろがる人も歓迎した。

「これってモルヒネか何かのせい？」私たちが初めて夢について尋ねたとき、彼女は気になるその体験が麻薬による幻覚ではないと知ると安堵した。わが身に起こっていることを包み隠さず教えてほしいと訴えながら、彼女は聞いてきた。「きっとパターンがあるのね？　答えにくいことを偉そうに聞くようだけど、このグラフの中で私はどの辺にいるのかしら？」

彼女は、夢の頻度と死までの時間の関係に気づいていた。夢のパターンの変化の意味を知りたがるその分析的な好奇心を止めることはできない。若いときからいのちの世話を引き受けてきた彼女は、みずからの死の時期を悟り、最期の瞬間を充実させようとしていた。

夢に登場する死者たちが、「それぞれの役割」に収まっていることに彼女は気づいた。親しい教会員たちの夢を見て、それとは別に義理の姉たちの夢を見たとすると、違った付き合いの人どうしは夢の中でけっして交わらない。彼女は夢と現実の状況は同じではないことを発見したのだ。

「六十年も住んでいた古い自分の部屋にいることもあるし、自分の家だとわかっていても、よく知らない場合もある。夢では場所は重要ではないみたい」

彼女は、昔見た夢と現在の夢との違いをすぐ見分けることもできた。

「緊張しているときには、水に飲み込まれる夢、嵐や竜巻の夢を見るの。そういう夢は昔から当たり前だったから、末期かどうかとは無関係ね」。自分のことを「末期」だと言う彼女を、私は二度見したものだ。

彼女は見舞客に死への願望を漏らし、死についての詩を書いて、私たちにその意味を説いて聞かせた。

「準備完了ね。そう、まもなく逝こうとしている。準備ができて、そう思えればいいのに。前に進めるなら、そうするわ……絶対にみずから手は下さないけれど、私はきっと死の正体を見抜く。南アメリカの先住民みたいに。彼らにはそれができるのね。『これでよし』と思ってこの世を去る。瞑想でも何でもやれるなら、してみたい」

『危険地帯で見たこと』という詩には、彼女の思いが綴られている。

うまくいくかどうかはわからない
毎日あれこれ考える
亡霊か何かが手を取って
連れて行こうとするのかしら?
それにあの光はいったい何?
私に何かを知らせているの?
すっかり準備はできている

肉体が確実に衰えていく一方で、パトリシアは詩を作ったり、絵を描くようになった。肉体の機能が奪われていっても、自己表現と生きる意味の創出にさらに打ち込んだ。風景画を何枚も描き上げ、友人や家族に贈った。作品が褒められると、あとで額装して仕上げたほどだ。人にお金を使わせてまで、壁の固定具を用意する労をとらせたくはなかったのだ。彼女は生涯欠かさず日記をつけ、人生を振り返って詩に記したように、最期の瞬間まで「三文文士でありアマチュア詩人、母であり妻」として生きた。

容体の悪化にともなって、彼女は公然と死は解放と言いはじめた。それが度を越してきたので、独り立ちした子どもたちも不安になり、自分たちの前ではやめてほしいと頼んだ。彼らをとがめるわけにはいかない。大事な母親がまるで「やることリスト」のように語る死は、彼らにとっては喪失にほかならないのだ。彼らには彼女が研究室で実験するかように、みずからの終末期の夢を扱っていると感じられた。

彼女の死やその過程へのこだわりを、にわかに病的現象に帰すべきでないことは承知している。パトリシアは生涯、人の世話に明け暮れた。彼女と同世代の子どもの多くが現実逃避の夢ばかり追いかけ、煙草をくすねたりしている年頃に、死にゆく父親の世話をしていたのだ。

彼女は戦争と食料配給を体験し、婚約者が戦場から帰って来ないかもしれない不安を生きた。それゆえ「母親が中心」にならざるをえない環境で子育てをした。

生涯人のために生きながら、彼女は人にしたのと同じく、今自分自身のためにこの世から去る準備にかかっている。想定外の出来事がトラウマになるのは仕方ないことであり、彼女の死への準備は、自分と親しい人々にとってのトラウマ回避の手段といえるだろう。ずっとまわりに気配りしてきたパトリシアは、最期を迎えても自分の流儀を変えるつもりはなかった。それどころか人の性格は加齢によってさらに際立つものだ。

彼女がかつて日記から読んで聞かせてくれた一文がその良い例だろう。

「考えたくもないけれど、私はもう誰の役にも立たない。人の手を煩わせながら、症状は悪くなるばかり。だからこそ、前向きに生きていこう。みんながとても好きなのに、何ひとつしてあげられない。辛いのは、まわりの人が私のせいで苦しむこと。

今朝は泣きたかったけれど、泣かなかった。母に来てもらって、大丈夫と言ってほしい。目覚めたらチャックのところへ行き、その手をとって夕陽に向かってずっと歩いて行きたい。でもそれはまた別の話、別の人生、またいつかのこと」

パトリシアは、未知への恐れと敗北感の間で揺れながら、どちらも自覚せずに無関心の装いの下に隠していた。それは自分と人を安心させる見せかけだったのだ。結局彼女は、自分の苦しみに目を向けなかった。

「誰にだって問題はあるわ」。彼女は言った。「部屋の外に出てまで愚痴をこぼすことはしない。

いつでも私より大変な人はいるのだから」

言うまでもなく、落胆して死にたいと思うほど、息詰まる出来事もあった。最期の一週間のうちに、彼女の言葉からは自信が消え、怒りをおびたものになった。

死の数日前、ベッドで彼女はようやく認めた。

「みんなあなたを頼りにしているし、私の回復のために最善を尽くしてくれた。でも今、私は喜んでみんな手放せる。そう思えるようになったのはごく最近だわ」

力を振りしぼって、ハムレットの有名な台詞を口にしたときも同じ気持ちだったろう。

「死ぬのは眠ること。眠ればおそらく夢を見る。それが難題だ。死という眠りの中ではどんな夢の訪れがあるのか」

パトリシアは、私が大学生だったときの授業の課題を解く鍵を握っていた。私は、ハムレットが死後について何を懸念していたのか調べ直す必要があった。その日遅く作業をしながら、数週間前、私がスタッフに指示書を手渡す際に、彼女とぶつかってうっかり書類を取り落としたことを思い出して微笑んだ。彼女はそのとき、「気をつけなさいよ、あんたの仕事を乗っ取っちゃうかもよ」と言いながら謝ったのだった。彼女がいなくなるのが寂しくなった。

シェークスピアの孤独なヒーローのように、「忙《せわ》しない俗世から去った」あとに何が待つのかわからないことが、苦しみを長引かせる原因だ。強くなる痛みに対抗する威勢のいい言葉を放ちながら、パトリシアが長く生きられたのは、家族やホスピスの研究チームの愛情以外の何ものでもなかった。終末期体験によって本来の自分に立ち返り、私の知るかぎりもっとも無私の人となった彼女に、私のほうこそ感謝している。

終末期には、赦され、導かれ、再確認し、素直に愛されることなど、患者の本来の望みがあらわになる。パトリシアの生涯で一貫した重要なテーマは、母親の早すぎる死であった。

「母は私が九歳のとき、クリスマスの九日前に亡くなった。肺炎で、手の施しようがなかったわ」

悲劇的な喪失を語るとき、負った深い心の傷が姿をあらわした。彼女は、亡くなっていく母に投げかけた最後の日の言葉をはっきりと憶えている。それは死を前にした母親にかける言葉としてはふさわしからぬ一言だった。

彼女は言った。「今日算数で百点とったよ、と言ったの。何年たってもそのことが気にかかって、忘れられなかった。それが今、母にとっても良かったんだって、私にはわかった気がする。それは私には大切な何かだった。母にあげられる唯一の贈り物で、それをあげたのだと思う。母はその晩亡くなったの」

夢のことを話しながら、パトリシアはこうも言った。「子どもたちは私のことを全然知らないって思うことがあるの」。こぼれ出た的はずれかもしれないその言葉を、彼女はすぐに打ち消した。私にはわかっていた。

親としては、夢で子ども返りした自分の気持ちを話すことなど滅多にない。大人になった子どもが、大切な親の死を受け入れるだけでも相当難しい。けれど死の直前に起こるのは、まさにこういうことなのである。

パトリシアは、自分が母親に言った最後の一言を思い出した。九歳の自分の言葉だ。

「ベッドの母がこちらを向いた。古いタイプの酸素吸入用テントの中から、私を見て手を振ったわ。私にはもうできることはないと、心のどこかでわかってた。そこにいた人たちが微笑んで『声をかけてあげて』と言った。母が『ハロー』と言うと、私も『ハロー』と返した。忘れないわ」

患者は多くの場合、夢やヴィジョンの中で親しい人に会っても言葉を交わさず、彼らは「そこにいて」自分を見守っているだけだと言う。書くことや話すことがなくても、深いつながりと交流は感じることができる。

パトリシアは夢の中で何を話したかまでくわしく説明できたが、それに驚く者はいなかった。何ひとつ型にはまらなかった彼女の生き方が、死のときまで一貫していても不思議はない。パトリシアは長年かけて人生を探究し、自分の言動がどう人に影響するか考えながら人の世話をしてきた。それが終末期体験にも反映していた。

終末期体験に鎮静の作用があることがわかったあと、私たちは死にゆく人々が安心だけではない感情をもっていることにすぐ気づいた。最近の研究では、終末期の夢やヴィジョンがPTG（心的外傷後成長）を促進することが実証されている。[*19] PTGとは、病気やトラウマ体験などの強いストレスに遭遇したあとに起こる個人的な成長である。それは、現実的、霊的意識を変える作用であり、死への過程で起こるポジティブな心理的変容だ。

成長を体験したパトリシアがまさにそうだった。フランクと同じように、彼女は魂の成長を遂げたのである。

人間が死に向かい、肉体的に衰弱していっても、夢やヴィジョンの中の感情や精神的レベルの自己像や人間関係は切り捨てられない。この意味で終末期体験は、人生の終わりの否定ではなく、肉体の死を超え、さらに意味あるつぎのステップを作り出すものになる。それは人に回復の機会をもたらし、治療以上の癒しを与えるのだ。

最期近くに会いに行ったとき、私はパトリシアに「これから見る夢では、誰に会いたいですか？」と答えを知りつつ尋ねてみた。答えは予想通り、「母親ね、今までちゃんと会ったことがなかったから」だった。

死の直前に訪ねたときには、彼女は口をつぐみ無反応のように見えた。私は期待せずに身をかがめて囁《ささや》いた、母親には会えたのか、と。彼女は微笑み、うなずいて天井を指さした。

一言もなかったが、それですべてが理解できた。

CHAPTER

4

最後の猶予

膝立ちで歩きつづける必要はない。
砂漠の中を悔いながら、何百マイルもの距離を。

――メアリー・オリバー
アメリカの女性詩人、一九三五〜二〇一九。「Wild Geese」より

死が温かな抱擁をもたらし、夢やヴィジョンが慰めになるとは限らない。死にゆく人が終末期の夢によってつねに癒されるわけではないことも事実だ。

患者の調査では、夢のうち一八パーセントはつらい内容だったことがわかっている。死へのプロセスで、トラウマ体験のある者が夢の中でそれを再体験したり、強い罪悪感に苛《さいな》まれることもある。[*20]

バッファロー・ホスピスの患者エディの終末期体験は、夢は安らいだものであるという思い込みを覆すドラマチックなものだった。

警官を勤めた六十九歳のエディは、末期の肺がんを患っていた。くり返し夢を見た施設での

時期と自宅で過ごした時期との間に、治療のあり方は変化した。呼吸障害によって息が詰まり、不本意ながら彼はほとんどの時間をリクライニングベッドで過ごしていた。同居していたのは、二度目の結婚で生まれた娘のキムだ。彼女は外部の支援を頼みつつも、心をつくしてエディの必要に応えて世話をしていた。エディは四年前に、「美の女王」と呼んでいた妻のセリーヌを乳がんで亡くしていた。

彼と関わることになったのは、奇しくもニューヨークタイムズだった。あるとき新聞の科学欄担当のジャン・ホフマンから、終末期体験がもたらす変容について記事にしたいと連絡があった。ホスピスにやってきた彼女がインタビューするはずだった候補の患者は、ふたりとも席をはずしていた。

私はスタッフに頼んで、夢について語れる患者がほかにいないか探してもらったが、古参のドナという看護師が終末期の夢で眠れないでいるエディを教えてくれた。インタビュー承諾の意思を確かめた後、ドナが記者とエディが対面する時間を設けてくれた。

事のなりゆきからすれば、取材では夢やヴィジョンのポジティブな効果が期待されたはずだった。ところが相手はエディだった。

退職した刑事の彼は、自称「生まれついてのわんぱく小僧」で、つねに「悪者と闘って」きた。みずから認めるように、その身にしみついた気まぐれな性格によって、刑事時代に度を越した飲酒や破綻した婚姻生活などの「悪しき逸脱」も起こしていた。がんの症状が悪化するにつれ、彼は夢に苦しめられた。

彼は問題ばかりだった過去の記憶から逃れられず、良心の責めを日々つのらせていた。そして、目を閉じればあらわれる恐怖と苦痛を避けようと、しばしば眠ることに抵抗した。人は生きたように死ぬと言うが、エディの終末期の体験はその人生の写し絵だったのだ。

実際エディは自分のヴィジョンがあまりにも恐ろしいものだったので、調査の協力を依頼されても、「目をつむったときの恐怖を誰にも知られたくない」という理由で断わっていた。いかなる惨状にもユーモアを考える彼は、「どちらにしろ先約があって忙しい」と付け加えるのを忘れなかったが。

人に逆らい、軽口をたたく一方で、エディは運命と格闘していた。しかしついに、考えを翻し、調査への参加を承諾した。一刻でも早く楽になりたいというのが本音だった。苦痛は増すばかりで、調査でも何でも助けになるのならと。

インタビューを通して、かつての刑事は自身の真実を見出し、語る任務についた。エディは何ひとつ隠さなかった。姉のマギーは、彼のことを「言わなくてもいいことを言ってしまう子だったが、過ちは正直に告白した」という。

インタビューの際には、ニューヨークタイムズの記者という突然のゲストへの配慮などまったくなかった。彼はいつもと少しも変わらず、粗野で神経質な態度で接した。エディはニューヨークタイムズを、自分の罪悪を晒《さら》すのにうってつけの媒体と考えていたのだろう。

記者は、反復する終末期体験によって、解放どころか罪悪感と後悔をつのらせる男と対面した。エディは自分が「汚いおまわり」だったと言う。彼は過去のひどい過ちを再体験していた。刑事だった彼は容疑者を叩きのめし、無防備な人々を無視して偽証工作をし、証拠をでっちあげた。暴行現場で見て見ぬふりをしたこともある。

刺されたり撃たれたりして息ができなくなる夢も見た。そうした夢の後では具合がひどく悪くなり、緩和治療が必要になった。

彼の苦しみは警官時代の記憶にとどまらなかった。エディはアルコールの問題で苦しみつづけ、仕事、妻、精神の安定すべてを失う瀬戸際になって、ようやくその嗜癖《しへき》をやめることができた。

不貞の強い罪悪感も抱えていた。妻のセリーヌに謝罪をくり返したが、彼女はその哀願に応えず、深く傷ついたとも言わない。彼は「美の女王」があちらの世界で自分を待っていなかったらどうしようと恐れていた。自分は許されたのか？　今でも愛されているのだろうか？　死の瀬戸際になっても、亡き妻は彼の強い後悔と幸福感の源だった。

いつまでも自殺の誘惑から逃れられないとエディは言った。「その気がなくても、考えてしまうんだ」。クリスマス休暇がやってくると、セリーヌや家族と一緒に過ごした記憶が蘇ってくる。そうしてひどく陰鬱な気持ちになるのだった。

亡くなる二年前のこと、彼は交番の警察官を呼んで、いつも手近に置いておいたショットガンと弾薬を没収してほしいと頼んだ。

「警察署に電話してくれ、すぐに持って行ってくれるから」

娘は帰宅したときに、彼が口に銃口を差し込み、今にも引き金を引こうとしているのに出くわしたことがある。娘は助けを呼び、そんなことはやめてと説得した。彼は絶望的な考えから衝動的な行動に走る恐れがあったので、入院させられた。死にたがってはいたものの、それは病的な希死念慮ではなかった。過去の体験の「不穏なフラッシュバック」によるものだったのだ。

彼とのインタビューの後、私のオフィスにやってきた記者のジャンはうろたえていた。彼女は「エディ化」されたのだ。スタッフが考案した、彼の歯に衣《きぬ》を着せぬ物言いから付けられた呼び名である。さらに彼女は、エディの話の理解に困り、記事にできるかもわからないと言った。

エディの話は「不穏である」だけでなく、終末期体験は疑いなく人生を肯定するものという、記事の想定内容の裏付けにまったくならなかった。彼女にとって、終末期体験によって彼の「苦悶する魂」は、解放どころか悪化しているとしか思えなかった。そして、私たちの報告と彼の言葉は食い違っているが、それをどう考えているのかと問い詰められた。

実際に私は、彼女に予備知識を与えずエディに会わせた。結果として、エディは終末期の理論の信頼性を損なう例外だったようだ。私たちはそれまで、終末期体験の癒しの力を伝えようと努力を重ねてきたが、大手のニュース配信社が関心をもったにもかかわらず、計画は台なしになってしまったのだ。

私はすぐ看護師ドナに電話をかけ、よりによってエディをインタビューに推薦したのはどうしてかと聞いたが、間髪入れずに切り返された。「夢体験をした患者と言いましたよね。虹や子犬の夢の指定はなかったわ。今後メリー・ポピンズをご所望なら、そう言ってください」

私は礼を言って受話器を置いた。

記事は結果的に「死にゆく人の夢見に関する新たな視点」というタイトルで発表され、そこで癒しの夢と苦痛に満ちた夢の両方を紹介した。記者はそれらの矛盾には言及せず、エディについては「苦悶する魂」と簡潔に触れるにとどめた。[*21]

記事が中心に取り上げたのは、ポジティブな終末期の夢の実例だった。たとえば胆のうがんで余命いくばくもない八十四歳のリュシアン・メジャーズの、「クリントン通りを大親友のカルメンと三人のティーンエイジの息子たちを乗せてドライブする」夢のいきいきとした語りなどだ。そのカルメンとはじつに二十年以上会ったことがなく、息子たちも五十代後半か六十代前半になっているのだが、その夢は彼に喜びと平穏をもたらし、楽しかった記憶は最期の瞬間まで持続した。

エディの記事は、終末期の苦痛に満ちた夢とその影響をより深く理解せよという、時宜を得た警鐘になった。エディの体験と一般的な患者の体験のつじつまを合わせようと悪戦苦闘している間、彼の亡霊は私に付きまといつづけた。

結局、調査結果と患者の人生が一致するかどうかより、彼らの体験をありのままに認めることに研究の意味はあったのだ。エディが亡くなって三年たち、その治療記録を見返して、私たちは彼の体験が終末期の癒しの例外にあたるかどうか調べた。刑事であった彼の死後、皮肉なことに私たちみんなが刑事の役割をはたすことになった。

記録の中からわかったことは、私たちが知ったはずだと思っていた男の新たな事実だった。かつて供述をとる側だった刑事自身が、その最期に多くの供述を残していた。ホスピスのスタッフと病状についてふだん通りのやりとりをする中で、過去の深刻な体験が告白されることもあった。

エディは、職務中に反道徳的でときには犯罪めいた行為をしていたことを、相手かまわず打ち明けていた。医師、看護師、病院付きの聖職者、用務員、訪問者、それが誰でもまったく意に介さずに。恥など「俗人の感情」と一蹴し、自分のしてきたことは赦されぬと自覚しつつ、道徳に反する行為を告白していった。その人生はさらけ出す事実に事欠かなかった。彼は裁きを受けるのを待たず、むしろ執拗にみずから裁きを求めていたのだ。

それは肩の荷を下ろす作業だったが、エディは皮肉にも、「過去は過去、変えられないことにこだわるな」という呪文をくり返した。彼自身が、こだわりから離れられなかったのだが。晩年に自責することで改悛しようとしたのかもしれない。そうして苦痛に満ちた夢が奪った安らぎを取り戻そうとしたとも言えるだろう。

彼は過去を振り返るばかりでなく、未来に目を向けることもあった。死後の世界で体験する裁きがどんなものかと想像もした。

「神は、大酒飲みで女たらしだった俺に罪を着せ、永遠の罰を下すことはしないだろう。人殺しはしなかったし、殴り合いもなかった。せいぜい煉獄にしばらく留め置きってところだろうな」

肉体が衰えるにしたがって、彼には魂の修復が必要になった。時間は残りわずかで、彼は急いでいた。心の中の矛盾に折り合いをつけるためにもがいていたのだ。法と秩序を求めて闘った男は、一方で道に外れた行いもくり返していた。

エディの終末期体験は、彼が告白した通り、自分が受けたのと同じ虐待を他の人にやり返す人生を反映していた。十代のときの父方の叔父による性的虐待の記憶が呼び覚まされた。彼はそのトラウマから逃れることができず、虐待の「恩恵を受けた」自分を責めつづけた。

「叔父は自分の車を使わせてくれ、服を買い、小遣いまでくれた」

大人にさしかかったその時期に自己決定力を奪われた彼は、多くの犠牲者と同じように振舞った。犠牲になった昔の自分に責任転嫁し、力を取り戻そうとしたのだ。

自責とは、責めることで自分の存在価値を保証し、そうすることで初めて虐待で壊滅的に損なわれた人間性を回復する手段だ。

若かったエディには自責以外の選択肢はなく、自分の体験をありのままに告白することなど想像もできなかった。

「父に話すことなど無理だった。信じてはくれなかったろう」

道を外した警察官、苦悶する魂エディは、じつは傷ついた少年だった。私たちはこの男の新たな事実に気づきはじめていた。しかし、それで終わりではなかった。まだ隠されていることがあったのだ。

何年もたってから、私は遺族から見たエディの終末期体験を知ろうとして、期待を胸に家族に会いに行った。

娘のキムと息子のライアンは、父について話すことを快諾してくれた。ライアンは四十代の男性でふたりの子があり、三十歳のキムは音楽の仕事に打ち込んでいた。キムはエディが亡くなるまで同居していた娘だ。

エディの終末期体験の全体像はまだ見えず、仕事が未完であることを、キムとライアンに再会した私は悟った。当時、彼の苦悶に満ちた夢に混乱させられ、その男も亡くなって久しいが、依然としてその存在は私たちを戸惑わせるばかりだった。

ライアンもキムも昔のニューヨークタイムズの記事を読んでいたが、彼らが私の面会を承諾したのはそれを修正する意図もあった。とりわけキムは、「苦悶する魂」という描写に抵抗があったようだ。彼女は感極まった様子で、父は確かに後悔していたかもしれないが、それは良心と傷ついた過去、病気で短くなった寿命のゆえだったと言った。

涙ぐみながら彼女は父の記憶を弁護した。感情を込め、言葉をつくして、父の完璧な人間性を、警官として道を外した罪人とその罪を、愛らしい皮肉屋と陰鬱な患者を、そして忘れてならないそれらすべてを超える愛をていねいに心を込めて語った。

当時五十一歳で気が進まぬうちに退職した彼が、名誉からそうしたと言ったのは、肺の病気によって職務が十全にはたせなくなったからだという。援護射撃の途中で階段を登りながら息が切れたらどうする、と彼は言った。もしも自分が病気を無視して仲間に不運を招いたらどうするのか？きっと私は自分を許さない、だから職を退いたのだ、と。

それでもエディは警察と少なくとも心情的に切れたわけではない。退職してから十五年たっても、父が昔の部署の仲間と連絡をとり、退職者のパーティーに出ていたことをキムは憶えている。エディには欠点も浮き沈みの激しい過去もあったが、すばらしい父親に変わりはなく、愛された刑事であり、過ちを犯し、傷を負い、愛し、後悔し、その罪を償った人間だった。

ついに私は、身内が「何でも人にあげてしまう」と言う愛すべきエディに出会えた。彼は注意深く不屈の「偉大なる父親」として、娘の幸せな幼少期を支えた人物だった。忘れてならないのは、エディは姉のマギーに大事に育てられ、そのマギーが最後まで愛をこめて介護をしたことだ。

生まれついての魅力や寛容な性格が、かえって彼に罪悪感の重荷を負わせていたのかもしれない。そのエディはまた、ホスピスのスタッフたちにも愛された。ユーモアがあり、際限ない話し上手で、「退院したらホスピスの卒業生だな」と軽口をたたくのが好きな人だったと、いまだにドナのように懐かしさをこめて語る者もいる。

エディは、人を攻撃したり法に触れる行動をとったこともあったが、非常に深い愛と、誠実さと、理解を示した人物であった。興味深いことに、彼の特質だった偏りや矛盾が、ことごとくその終末期の体験に反映していたのだ。

亡くなる少し前、エディは連続して三十六時間眠りつづけ、不思議にもさっぱりと機嫌よく目覚めた。親類縁者につぎつぎと電話をかけ、息子ふたりには、とても愛している、おまえたちが立派になって誇らしいと伝えた。通夜に向かうマギーにも電話し、もうすぐ私の通夜にも参列することになるよと言った。「神様とはとてもうまくいっている」、そう付け加えて。

世話になったギャラガー神父に罪の赦しを請う聖なる告解を依頼し、マギーには、「とても大事なことだから、知らせておきたかったんだ」と言った。彼の告解が改めて信仰をもったしるしか、姉を喜ばせたかっただけなのかはわからない。エディらしいと言えばそうなのだが。

キムは、父の意識が突然はっきりしたことと、その宗教的な回心に唖然《あぜん》としたと言う。エディの認知と呼吸は急激に衰え、入眠前に意識が混濁するようになった。そういった状態で彼が家族と連絡をとるために番号を調べ、なぜ電話までできたのか、彼女には計りかねた。

そのころ今みたいに終末期についての知識があれば、と彼女は言った。一時的にしろ、なぜ意識がはっきりしたのか理解できただろうから。治療が功を奏し、死期が先のばしになったというよりも、それは最後の短い猶予だった。

数時間後、エディはキムを見て微笑み、言った。「お前の母さんに会いに行くよ」。そして、「きっと待っているわよ、父さん」という予想通りの娘の返事を耳に、静かに死へと赴いた。

夢に苦しんだ患者は、最期に安らかな旅路へと発った。多くのトラウマと精神的苦痛に翻弄されながら、それでも彼は平安を得た。最期の旅路は彼だけの例外ではなく、ひとつのテーマの変形だった。彼のストーリーには私が見逃していた進展があったのだが、それは終末期の理解に新たな光を投げかけた。

自分の罪が死後にどう影響するのか、とても気にしていたエディは、死が近づくと自分よりも人の都合を優先させるように変わった。死は彼に純粋な気持ちをあらわす完璧な誠実さを要求し、彼もかつて退けた考えを受け入れるようになった。地獄行きの可能性を心配するより、愛する人たちを思い、彼らの幸福を願うようになったのだ。

彼は自分の墓へ、痛み、後悔、生きる意味という真実をまるごと抱いて、カトリックの信仰と告解を守って戻って行った。何よりもそういった経験をへて彼は生まれ変わったのだ。

医学の力と奇跡をすべて集めても、エディのような患者を、死の数時間前に強靭な絶望から至上の平穏へといざなうことはできなかったろう。抗うつ剤や言語療法をもってしても、終末期に癒しと、意味と、赦しと、安らぎを見出す人間の魂の驚くべき能力をしのぐことはできない。

祈り、瞑想、ある種の夢や悪夢が、死にゆく者を至高の意識へ導くという結論にとびつきたくもなる。しかし何が変容をもたらすかより、人生の最期の奇跡に近い神秘的な衝撃こそに意味がある。

何がどのように起きたかというより、事実そのものが驚異的だ。死のプロセスに、患者自身も理解できない意味を探る必要はない。人生の終わりに疑問をさしはさむ余地はほとんどなく、答えを探すのも無用だ。それ自体が答えなのだから。それは人の介入や憶測を拒む、あるがままの存在という、独立した、示唆を含む、意味深い答えなのだ。

終末期の謎を解き明かすのは、文化や人種、性別、教育、国籍、経済、または死を排除する文化と関わりなく、死の床で何度も起こる患者自身の体験なのだ。それはすべてに通じる。それはつねに愛につながる。

死を望むほどの恐怖の夜が終わり、死の前の三十六時間の間に気持ちが落ち着いたとき、エディの心に何が起こっていたのかはわからない。亡くなった愛する「善き天使たち」、または神と話したのだろうか？　赦され、愛を感じられたのだろうか？　想像の域を出ない。そのとき夢を見たのかさえもわからない。

けれど彼の目が閉じられ、言葉が内面に向いたとき、それが起こったことは確かだった。もう話すことも、物語を語り直すことも、説明や弁明、告白、懺悔も、来世での裁きを考える必要もなかった。やさしくされる必要も裁かれることもない。肉体の終焉が訪れようとするとき、誰にも気づかれないうちにエディの心の世界は激変を遂げ、彼は高次の自己とひとつになった最期の数時間を生きることができた。

エディの最期に変容が起こった一方で、裁きと心の苦悶の時期が何か月も続いた事実も無視はできない。私たちはみな、彼の苦しみを外側から見てきた。隠れていた彼の深遠な人間性は、最期の瞬間だけを見るのではなく、その人生を遡って初めてあらわになる。彼と家族の立場に立ち、その人生を俯瞰して初めて、エディの終末期体験の全体像は意味をなすのだ。

エディの歩みをたどれば、終末期の体験がけっして単純ではないことがわかる。それは一枚の写真に収まらず、外から見るだけでは理解できない。広角のレンズでとらえねばならないのだ。それは回りくどく、絡み合い、相互に関連し、長期にわたる、楽しく、ときには苦しく歪んだ夢によって初めて安らげる、人には理解しがたいプロセスだ。

じつは曲がりくねったその道には、一貫した方向と目的地があった。エディのような人間には一般の善悪の基準は当てはまらなかったが、それは意味のある道のりだった。

私たちの初期の研究は単純で、不快な夢と心地良い夢など、わかりやすい二分法を使っていた。しかし実際の終末期の体験は、説明不可能なニュアンスや性質ばかりだ。

エディのような患者によって、人生の最期に苦痛に満ちた夢が待っていても、死が不安な破滅への道のりになるとは限らないことがわかった。そうした夢が、意味や、赦しや、安らぎを見出すヒントを与えることも多い。その内容は悲惨でも、現実は逆かもしれないのだ。

浮き沈みの中にも救いがあることを示したエディの終末期体験の余波とパターンは、まもなくほかの患者の体験にも見られるようになった。かつての刑事の罪悪感から慰めへの力強い変容にもっとも似ていたのは、皮肉なことに生涯を犯罪と薬物依存で送った人物の体験だった。

ドウェインはあらゆる点でエディの分身だったと言える。四十八歳の彼は、生涯にわたる薬物依存の果てに咽頭がんで死のうとしていた。彼は長年、窃盗などの犯罪で収監をくり返していた。そんなアウトローと刑事が、終末期に至って似通った道筋をたどったとは驚きだ。警察官と犯罪者が手を取り合うかのようなこの話を、エディならきっとユーモアのネタにするに違いない。

エディのようにホスピスに入所してきたドウェインは、一筋縄ではいかなかった。彼は魅力的で、愉快で、社交的で温かく、病気を理由に執行猶予を受けていた犯罪にまみれた人生を寸分も感じさせなかった。彼が自認するように「盗っては逃げ」の日常だったのに、どういうわけか清廉潔白にしか見えない。彼は自己防衛で二人を殺害していたが、乱暴な人間と思われてはいなかった。

殺人については無罪放免の判決が下ったが、そうした過去を帳消しにするには、彼のトレードマークの平然とした態度だけでは説明がつかない。今こうしているのは本来の私ではない、彼はまるでそんなふうにふるまった。

私たちが入室すると、彼は肉体的に衰えているのに立ち上って握手しようとする。廊下を移動するときには、歩行器の助けがいるのに、わざわざ曲がったり跳ねたりしながら歩くのだ。

ときにはこんなふうにほらを吹く。

「何だってできる。そうだろう、神の愛があるからな」「この調子なら、山登りにだって行けるぞ」に
そして類いまれな陽気さと晴れ晴れした笑顔で言う。「冷えたビールがもう一杯あればな」

そのうち、ざっくばらんなその態度が彼なりの生き残り策だったことがわかってきた。冗談と笑いで気楽に見せていても、心配がないわけではなく、じつのところ彼にはそんな余裕はなかったのだ。

長いこと路上で生活したストレスや恐れ、苦しみをやわらげるため、必然的に彼はドラッグに頼った。十六のときからずっと薬物漬けだったのである。効き目が切れると具合が悪くなりイライラするので、その苦痛から逃避するためにさらに追加する、それだけで頭がいっぱいだった。

苦難と暴力の人生に耐えるために、ドウェインが最初にドラッグに手を染めてから長い年月がたっていた。依存から引き返せなくなったのがいつだったか、彼自身にもはっきりと思い出せない。多くの依存症者と同じく、ドラッグ切れの苦痛を避けるためにさらにドラッグに走る習慣がいつどのように始まったのか、説明できなかった。

彼は、盗んで、売って、使うという循環にはまり込み、考えたり感じたりする余裕はなかっ

た。生き延びることで精一杯で、いったん立ち止まって、人や自分を傷つけ苦しめている事実を振り返ることもできなかったのだ。

不治の病で病院に隔離されドラッグの解毒ができても、ドウェインの生き方は変わらなかった。路上生活へと突き戻される心配のあまり、彼の神経の緊張はゆるまなかった。

「路上」は彼にとって、不安で不吉な場所には変わりがない。話を聞くと、彼の経験と私の経験がかけ離れていることを認めないわけにはいかない。私にとって道とは、ある地点からもうひとつの地点へ移動する経路に過ぎない。けれどドウェインにとっては、住み処だった。とはいえ、彼はその環境にけっして慣れず、安心もできなかった。

そこは彼の場所ではなく、道路が逆に彼を所有していた。それは「私の道」ではなくただの「通り」であり、そこには悪辣で乱暴な輩や脅し、不公正、犯罪、恐怖があり、まぎれもない厄介者たちがのさばっていた。そこは彼が隠れてコカインやヘロインを打ち、いのちの不安におののき、生き延びるために二人殺した場所なのだ。

ホスピスに入所してきたドウェインは、まず過去を思い出せなかった。安心と心地よさをついに手に入れた男にとって、わざわざ過去を蘇らせるのは危険でしかなかった。解決不能な現実、放棄と飢えと不公正、そして殺人の記憶に直面することになるかもしれない。心の恐れを回避するために、ドウェインはそれまでの生涯をないものにしようとしていた。

ドウェインもエディのように過去の帳消しを望んでいた。昔の過ちや罪の記憶により蘇る恥や罪悪感から、自分を守ることで頭の中はいっぱいだった。

エディがぎりぎりで目覚めたのは苦痛に満ちた終末期体験のおかげだったが、ドウェインはひどい夢の中で捕えられ、がんの患部を突き刺された。

「悪夢だった。俺は誰かと格闘しているようだった。昔路上でとっちめた仕返しにやってきたそいつらが、俺の病気に感づいたんだ。ナイフを振りかざし、やつらはがんのあるこの首を切り落とそうとした。そんな夢だ。今は見なくなったが、まだ安心できない。苦しいんだ」

暴力的なその夢は、まるでみずからの人生への復讐だった。

突き刺された悪夢のことを看護師に話すと、そんなに気にしなくていいと言われた。「そういう人はいくらでもいるから」と。しかしドウェインの体験はほかとはまったく違ったのだ。「いや本当にあったんだ」、彼は言い張った。薬がいるかと聞かれると、ドウェインはうなずいた。「ひどい夢の中で傷つけられた首が、今も痛むからね」

夢の中での負傷が現実にも影響するその体験は、ホスピスの開拓者シシリー・ソンダース博士が指摘する「全存在の痛み」の痛ましい実例だ。そこには心理的、感情的な苦痛だけでなく、身体的な痛みも含まれる。終末期体験は、物理的現実と夢の世界との境界をあいまいにし、死期の迫った患者に真実を思い出させるのだ。

反復するドウェインの夢とヴィジョンは、エディと同じく、死期が迫るにつれてその容貌や行動を大きく変化させた。終末期体験を取材するドキュメント番組の撮影で、それがはっきりとした。カメラが向けられ、くり返し見る夢のことを語ろうとするとき、ホスピスの気取り屋で冗談好きとして有名だった男はこらえ切れずに泣き出したのだ。

私たちが知るドウェインは、何でも笑いの種にし、何事にも動じない人物だった。しかし目の前の彼は、それとは逆に傷つきやすく、体を震わせながら本当に泣いているのだ。とめどもない涙と言葉の洪水に、私たちは話をさえぎることも耳をふさぐこともできずにいた。エディの場合、その夢自体がショッキングだったが、ドウェインが経験を語るときの嘆きぶりは圧倒的だった。

ドウェインは人生の終わりに、逃げずに真実に直面する決意をした。彼の心は贖罪を求め、がんを当然の報いとみなし、「盗っては逃げ」の人生を後悔していた。

「たくさんの人を傷つけたことを後悔している、それは確かだ。そう、まったく酷いもんだった。許してほしいと祈るよ。悪事や詐欺に手を染めながら、俺自身どうにもならなかった。そのわけをやつらは知ってるはずだ。『ろくでなしめ！（下品で失礼）』『あいつは今変になっていて、もう赦されたと思っている。そうはさせない、どうなるか見てろよ』、そんなふうに死ぬまで恨まれるのはごめんだね。

嘘は言わない。ドラッグはやったが、いいことじゃなかった。いいわけがないだろう。二度とあんな暮らしはごめんだね。誰にとっても、俺自身にも良くはない。誰かさんには得かもしれないが、ジョンソンさんにはどうかな。結果はわかり切っているんだ。

仲間やホスピスの助けで縁が切れるよう、天のあの方に祈るよ。路上のやつらは友だちじゃない。友だちなんていなかった。九五パーセント以上は、俺と同じことをしていたやつらだから」

ドウェインは、報いのときが来ているのを知っていた。彼はさまざまな種類の夢を見るようになった。彼はこう言う。「酸を注いでこの首を焼き、穴をあけようとするやつがいる。そんな目にあったんだ。気がふれたそいつが、はっきりと見える。俺に手出しできないよう追い払おうとしても、それは悪事にまみれた過去の俺自身だったんだろう。そのころの俺が完璧だったとは言わない。盗っては逃げる生活で、関係ない誰かを傷つけていたから」

ドウェインの終末期体験が、過去の過ちや悪行の償いになっていたことは間違いない。さらに彼は、もっとも気にかけていた娘のブリタニーに赦されることを願った。

残された二週間ほどの間に、娘との絆を取り戻すことが最後の望みだった。彼は諦めなかった。娘の赦しがぜひ必要だったのだ。しかし彼女が収監されているのを知ると、彼は不安をつのらせた。

薬物依存者を親にもつ子どもが依存に陥る率は桁外れに高い。彼の娘もその例にもれなかった。子どもに会うことは叶わないと思うだけで、ドウェインはひどいうつ状態に陥った。

ブリタニーを刑務所から出し、娘が父の最期を共に過ごせるよう、担当医ミーガン・ファレルは嘆願した。幸いにも願いは聞き遂げられたが、不測の事態を案じてそのことはドウェインには知らせなかった。

ブリタニーは足首に監視用モニターをつけられ、内々にホスピスに来た。ドウェインはその日、ゆっくりと確かな足どりで敷地内を散歩していた。歩行器の枠にかがんで身をあずけ、看護師の手を借りながら気のない様子でとぼとぼ歩いていたところに、娘がやってきた。

ブリタニーは「よう、親父」と声をかけた。

ドウェインは一瞬固まり、目を上げ、肩を張った。その声から娘だとわかると、顔中を笑みでいっぱいにした。振りむいて歩行器を脇によけ、看護師の腕を払いのけると、両腕を大きく広げ、わが子のもとへ歩み寄った。その姿は幸福に輝いていた。

まるで崇高な電流によって全身を貫かれ、彼にみずみずしい力とエネルギーが注がれたような光景だった。父と娘は初めて会ったように長いこと互いを離さず、抱き合って泣いた。涙にくれながら語り、笑い合った。その場に居合わせた者の涙も乾く間はなかった。

ドウェインは、何度もくり返し娘に謝った。生き延びるために抑圧し忘れていた、積年の罪の数々をことごとく吐き出した。彼は過去に直面せざるを得なくなり、回心をはじめた。

「お前のものを俺は盗ってしまった。傷つけるつもりはなかったのに」

ドラッグを買おうとして、娘の物を、食糧配給券まで盗んだことを彼は告白した。

ブリタニーの答えは、頑なな彼のハートを溶かした。

「ちっともかまわないわ。父さんに良くなってほしいだけ。そんなのただの物じゃない。失くした物は戻らない。父さんも戻せない。父さんのおかげで私は刑務所を出られたんだから。それがすべてよ」

それからの四週間というもの、当初の診断より二週間寿命を延ばしたドウェインの生命力のおかげで、ブリタニーは面会時間の終了まで毎日何時間も彼と一緒にいた。彼女は風船を持ち込み、部屋を飾り立て、何枚も写真を撮った。

ふたりでその日体験したことを振り返り、その時を楽しみ、過去を笑い飛ばし、遊びに興じた。その四週間でドウェインは過去の過ちを償い、現在の恵みに感謝した。

「ホスピスには、どっさり学ぶことがあった。自分がしてほしいことを人にしてやるとか。こんな歳なんだから、わかってもよかったのに。真っ暗な部屋に閉じこもって、隣人に無関心だった。ドウェイン・ジョンソンのことだけ考え、ドウェイン・ジョンソンがしたいようにしてきた。今の社会じゃ通用しないし、現実はそんなもんじゃない。俺ひとりじゃないんだし。

自分にも、心の奥に良心があるのはわかっていた。どこかにあるはずの良心を、外に出さなくてはと。取り出さずに隠したままなら成長できない。その場で止まったままだ。進んでるつもりで、どこにも行かずに止まったままなんだ。

人生で本当は何をしたいのか、たくさん学んだよ。すべてが良い方向に変われるように。生き方を変えるためなら何でもしたい。望むことはそれだけ。見た目は同じ人間でも、新しいページを生きるドウェインなんだ」

自分にたった数週間しか残されていないことを、彼は知っていた。終わり間近になって、自分の内に成長の種が見つかった。控え目に言っても、彼の言葉やむき出しの人間性が私たち一人ひとりに与えた影響は計り知れない。

娘との再会は、ドウェインにとって終末期体験による償いの長いプロセスの頂点だった。ブリタニーは父の苦悩に満ちた夢を知らなかったが、再会は彼女が愛してきた問題だらけだった父の最良の姿を取り戻すことを意味していた。

「父は病気よりも、娘である自分に対してしたことを後悔している」。彼女にはそう思えた。再会は、彼女自身の人生を変えるきっかけにもなった。その日彼女は、薬物から手を引くことを決意したのだ。

ドウェインにとって娘との再会は、実母が与えてくれなかった意味と庇護、慈悲を人生に取り戻した。彼の母のジョアンヌは、七十二になってもまだ依存から立ち直れず、息子の病気が重くなり寝たきりになっても、自分のことしか考えずに痛み止めの薬を彼からくすねていた。彼をもっとも愛したはずの人が、苦しみの原因になった。それは彼自身が盗みによって娘を苦しめたのとまったく同じだった。

その尋常でないサイクルは、ドウェインが求めた赦しが与えられたときに終わりを告げた。娘は愛をもって、数々の過ちよりも彼自身を大切にしたのだ。

贖罪はたんなる思い付きや概念ではなく、行動だ。終末期体験はドウェインの変容のきっかけになったかもしれないが、救済を現実にしたのはブリタニーだった。彼に必要だったのは神の赦しだけではなく、娘からの赦しだった。彼女が仲立ちとなって、彼に安らぎと決意が生まれた。

彼が混乱と恐れ、苦しみの嵐の中にいるとき、娘は安心感を与えた。娘がいなければ、終末期体験が愛に変容することもなく、孤独な死が待っていただろう。

ドウェインもエディのように、運命を受け入れる前に娘からの慈悲を受けとる必要があった。それもまた、人生のめぐり合わせなのだろう。この世に生み出した人が、人生を終えるときこうして助けてくれることもある。

別れを告げるとき、ドウェインはホスピス内に立派なファンクラブをもっていた。ファレル博士は、介護役であったはずの実の母親が、みずからの依存症から息子の薬物をくすねたりしていたのをよく知っていた。そこで彼が最後までホスピスで過ごせるように計らった。あとで気づいたのだが、ドウェインが通院していたバッファローの貧民、ホームレス、極貧者のための慈善クリニック「夜の人々の友」の玄関には、ドウェインの描いた絵が掲げられていた。私にとってそれは少しも意外ではなかった。

ドウェイン・アール・ジョンソンは、いたるところに足跡を残した。ファレル博士の言葉がそれをあらわしている。

「彼はユニークで強烈な印象を与える驚異的な人物でした。彼のような成育歴と環境を背負った人が、私たちのホスピスでの患者の変容と人間関係への影響の話題の中心になったのです。それを誰が想像できたでしょうか？　まったくかけ離れた者どうしだからこそ、つながりを求めるのです」

かつては別々だったふたつの世界が統合されるときこそ、死がその正体をあらわすときなのかもしれない。ドラッグ依存症だったドウェインは、誠実な人として死んだ。ファレル博士の言葉をくり返すなら、彼は人に良き影響を与える存在になった。

自分の名で請求書を受けとったことがなく、家をもたず、車も、まして免許すらない路上のならず者は、すべてを失い、かつ死んですべてを手に入れた。亡くなってから彼は最良の自分を取り戻し、愛すべき父親で賞賛すべき人物となった。実の娘は言った。「ドラッグのせいで悪いことをしたかもしれないけれど、それでも本当の父自身は変わらなかった」

人生が終焉に向かうとき、善と悪に光が当てられ、その違いはあいまいになっていく。最高の人間性と矛盾のすべてを知ったとき、裁く心は消え失せる。身体機能が活動を停止し、いのちが閉じていくときに、私たちは人の全体をまるごと受け止め直すようになる。

警官のエディと犯罪者のドウェインはどちらも、苦痛に満ちた終末期体験によって贖罪に導かれた。ふたりの世界の奥深くまで見ることで、彼ら（私たちを含む）に共通する人間らしさを知ることができたのは、ベッドサイドに付き添った私たちの特権と言わねばならない。

CHAPTER

5

死は生きてきた道を映す

生きる者の世界と死者の世界があり、その間の架け橋は愛である。それが唯一の生存の道であり、唯一の意味なのだ。

——ソーントン・ワイルダー
アメリカの劇作家・小説家、一八九七～一九七五
『サン・ルイス・レイ橋』より

私たちが出会った患者は、人間どうしの深い結びつきを取り戻し、愛情を確認し直すことを通して死への道の真実を見せてくれた。終末期の体験は、死に向かう人々に大切な人との絆を取り戻させる。実際の人生が分裂し壊れてしまったとしても、人生の最期につながりと信頼の道を見出すのだ。

八十三歳のドリスは七人の兄弟の中に生まれ、三回の結婚で六人の子どもをもうけた。彼女と出会って、その終末期体験がまったく温かみのないものだと知って、私は愕然《がくぜん》とした。またもや、理解不能な患者がいたのだ。私たちが最初に終末期を癒しの体験と定義したとき、それによって非常に複雑な現象も間違いなく説明できると確信していた。

前章でみたエディやドウェイン、そしてドリスのような患者を理解するためには、治療の記録や終末期体験を分析しつくした理論だけでは十分でないことが次第にわかってきた。彼ら自身のストーリーに耳を傾けることが必要だったのだ。

担当した患者の多くは、夢とヴィジョンの中で、亡くなった親しい人々との意味深い再会をしていた。しかしドリスは、そんな体験とは無縁のようだった。

彼女は夢の中で、何の障害もなく、恐れずにビルや雲を超えて飛んでいた。それは経験したことのない爽快な気分だった。強力なパワーを感じ、彼女の心にはスーパーヒーローのようなイメージがあった。

「地面を蹴れば体が浮いて、飛んでける。みんなに言った、『からし種ほどの信仰さえあれば、誰でもできる』って。でも私だけだった、自由に飛べたのは。山のてっぺんまで、どこへでも。そこからこの建物にいるみんなを見下ろすことができた」

ドリスは夢の中で無重力状態になり、知らない人たちと一緒に飛んでいた。本当に楽しくて「二度と目覚めたくない」くらいだったという。

その夢は、翼のある天使が教会のステンドグラスの窓を抜けて、驚く群衆に向かって飛んでいくところで終わった。

人知を超えた夢の内容もさることながら、ドリスは私をまっすぐに見て、愛とは何なのか見当もつかないと言った。愛などに縁がなく、まったく心に響くものがないと言う。一度も愛を感じたことがないと、彼女は平然として何度も言ってのけた。

「愛、それが心に引っ掛かる。愛についてすべきことはするし、愛という言葉なら発音することもできる。でも、少しも感じられないの。テレビで見ても、『キスで目を閉じるのはどういう意味?』、たぶん私にはわからない。人が恋に落ちるって、どうしてもわからないのよ」

夢について話を聞きに行った私は、その突拍子もない夢の内容と愛の欠如の告白に固まってしまった。ニューヨークタイムズの記者がエディにインタビューしたときの反応が、まさに私にも起こったのだ。記者は患者の終末期の夢に人生を肯定するストーリーを期待していたが、患者のエディが提供したのは道徳的に堕落した人生の物語だった。

私もドリスに母性的なおばあちゃん像を期待したが、彼女は不敵にも愛を感じられない異端者だった。彼女は魅力的だったが、同時に常識から大きくはずれていた。患者たちにはまったく気を抜けないのだ。

私から見たドリスは、どちらかと言えば彼女の年代にしてはめずらしくぶっきら棒な話し方をする女性だった。私は繊細で、遠慮がちで、あいまいとも言える、人への気づかいをもった年長者の話し方に慣れていたのだが、ドリスは別だった。言いたいことを遠慮せず率直にぶつけるのだ。

ウィンストン・チャーチル首相が、機転について「旅行が楽しみですねというような調子で、相手に地獄に行けと言える能力のことだ」と言ったように、ドリスは相手の気持ちがどうであれ、人を説得して行動させる能力にたけていた。その点では容赦がないのだ。

患者の夢を調査していると話したときには、「そんなことして医者に何の得があるの？　私の夢がこの呼吸と何の関係があるの？」と畳みかけられた。私はただ微笑むしかなかった。説明するには本を一冊書く必要がある。

彼女は第3章でみたパトリシアを思い出させる。パトリシアは雄弁で単刀直入、快活で上機嫌な人物だったので、その体の衰弱を忘れさせるほどだった。彼女は肺の病気によって、ほんのわずかな運動のあとでも酸欠状態に陥っていた。

しかし、似ているのはそこまでだ。パトリシアは自分の言うことが人にショックを与えたり不快にさせないか気をつかったが、ドリスは好き放題だった。もし彼女が正直で機知に富む人でなかったら、あけすけな話しぶりがきつく感じられたかもしれない。

ドリスが問わず語りに、途方もないその人生を振り返ったのを思い出す。まもなく気づいたのは、彼女の終末期体験はまったく普通ではなかったが、それは彼女の生き方の完璧なまでの写しだったということだ。

並外れたその人生は、ピューリッツァー賞を受けたマイケル・ダントニオの著書『州の少年たちの反逆』の中にも引用された。本の中では彼女の人生が、その時代の風潮をあらわす一例として長々と紹介されている。それはドリスの人生の旅と、アメリカの州立学校による衝撃的な優生学の実施とにかかわる記述だ。[*22]

優生学とは、望ましい遺伝的形質を操作することによって、集団的に優れた能力を作り出す科学の一種と解釈されている。二十世紀半ば、ドリスは強制的に州立学校に入学させられたのだが、そこでは完璧な人間を作るという名目で生徒たちを監禁していた。

ドリスがさりげなく語った幼少期の体験と、わが国の歴史の恥を象徴するエピソードとのつながりに、私は驚かされた。そしてついに、担当の患者の不可解さを理解し、ひとりの人間が愛を捨てるに至った悲劇的な事実を知ったのだ。ドリスにとって愛は、手に負えないだけではなく、生き残る闘いにとって大きな障害になる感情だった。

ドリスは貧しい家庭の八人の子どものひとりとして、マサチューセッツ州ニューベリーポートで育てられた。父のトーマスはアマチュアのボクサーで、過度のアルコール依存症で犯罪歴があった。とくにドリスの母親ルースに対して暴力的だった。ルースは自分を出さない人で、「やり返すことが恐くてできない」人だったと娘のドリスは言う。

彼女は、夜中に父親が母に暴力をふるい、レイプする物音で目が覚めたのを憶えている。

「何が起こっているのか知らないけれど、嫌がる母を傷つけてるのはわかった」

ドリスは暗闇の中で黙ったまま、兄弟たちをしっかりと抱き寄せ、暴力が静まるのを待った。ベッドひとつに身を寄せ合って眠る子どもたちのまわりをネズミが走りまわっていた。彼らはシラミやノミのいる汚れた中で、ときには何日も放置された人糞にまみれ、まったく「みすぼらしい」暮らしをしていた。木造のその家は廃屋のように見えた。

ドリスは、ある会社の敷地から石炭を持ち去ろうとして、州当局に拘束されたことをはっきりと憶えている。母が家の暖房のために、子どもたちに指図してフェンスの下からそれを持ち出させようとしたのだ。全員が逮捕された。

裁判官からだらしない怠け者、子どもたちの養育を放棄した親と叱責され、意気消沈した母の傷ついた眼差しをドリスは長年忘れなかった。涙が母の頰をとめどなく流れ落ちた。その顔を覆う乾いた土汚れの上に刻まれた涙の轍《わだち》が、ドリスの脳裏に今もはっきりと残っている。

そうした経験によって、テレビや映画の中で愛が際限なく賞賛されるのを見ても心が安らがず、守ってくれなかった母親を責める代わりに愛自体を否定するようになったのだ。

何日かして、両親が留守のとき自宅に州のソーシャルワーカーがやってきた。コーン入りのアイスクリームをあげるよという約束を餌に、ソーシャルワーカーは子どもたちをうまく説得した。そうしてドリスはある里親のもとに連れて行かれ、アルバートとロバートのふたりの兄弟は他の家に送られた。

そのときドリスは八歳だった。それ以来二度と母親に会うことはなく、ふたりの兄弟と再会できたのは何年もたってからだ。会えたのは兄弟たちだけだった。

母の愛がドリスの最初の喪失になったが、州が彼女とふたりの兄弟を送り込んだそれぞれの里親の家もまた、もとの家より安全とはけっして言えなかった。ドリスと兄弟は、まったくの他人から長年にわたって虐待とネグレクトを受けつづけた。

結果的に彼らはウォルター・E・フェルナルド州立学校へと送られ、そこで彼女は、育ち盛りの十二から十六歳まで過ごすことになる。フェルナルド校はまさに、ダントニオが『州の少年たちの反逆』の中で論じることになった恐怖の優生学を採用した学校であり、ドリスの不可解な終末期体験を解く鍵だったのだ。

フェルナルド校は、自立して生活するために必要な学習を身につけられない子どもたちを支援するため、一八四八年に設立された。しかし、ドリスや兄弟たちが入学した一九四〇年代には、とうにその博愛的な使命を捨て、優生学運動の目的に邁進するようになっていた。

その時代、知能に欠陥があるとされた子どもたちは、慈愛の対象ではなく、社会の脅威と考えられていた。似非《えせ》科学者たちは、選択的交配の原理を畜産の分野から人間に当てはめ、欠陥のある遺伝子を振り分けて、人を有益な者とそれ以外とに選別しようとしたのである。知性は遺伝するもので、目の色と同様に不変であるとみなされた。当時は、愚鈍、白痴、痴愚という言葉が、まだ医学用語として使用されていたのだ。

この時期のアメリカの歴史を紐解くと、衝撃的な事実がわかる。専門家たちは、劣悪な環境と教育の不在が子どもの発達に強く影響するという、明白な証拠をあえて無視していたのだ。それはドリスと兄弟たちの境遇だった。彼らの家族環境は、アルコール依存と暴力、失業、貧困に彩られていた。しかし、彼女と兄弟たちは、「知能に欠陥のある」子たちと片づけられていたのだ。

フェルナルド校のような施設への入所は、訓練による成長や社会復帰の可能性を無視し、人の向上などまったく信じない専門家たちのもとで生活することを意味した。

フェルナルド校に着くとすぐに、ドリスは知的障害の度合いを計る検査を受けさせられ、彼女のような経歴をもつ子どもに予測された結果が出された。彼女が鮮やかに憶えているのは、十二歳の自分が評価を受ける恐ろしい場面だ。紙を折り畳み、ブロックを積む作業に集中しながら、震えが止まらなかった。

検査の終了後に女子寮の病棟に移されたので、当然テストには落第したと思った。そこには彼女と同じように、貧困と劣悪な環境に育った普通の十代の子たちがいた。彼女たちも知能に欠陥ありとみなされたのだ。

彼女と運命をともにした子どもたちは、監禁されただけではなく、係員や年長の入所者からいじめられ、人間性を否定され、暴力を振るわれ、性的暴行を受けた。

子どもたちが実験に使われたこともある。ドリスの兄弟のアルバートがのちに語ったのは、「科学クラブ」に選ばれた体験だ。小さな子たちは、知らされずに放射性カルシウムを混ぜ込んだホットシリアルを食べた。それは実験の一環で、大学や原子力委員会、食品会社などから資金提供を受けていた。ほかにも施設で行われていた同意なしの医療的介入には、ロボトミー手術、電気ショック療法、永久不妊手術などがある。

施設内で比較的高い知能を示す子どもたちとともに、ドリスはコスト節減目的の労働力として採用され、運営管理の補佐の仕事をまかされるようになった。彼女の役割は、幼く能力の劣った子どもたちの衛生状態のチェックと世話一般だった。

一番過酷だった仕事は、施設内でもっとも障害の重い子たちの世話である。彼女は、檻の格子越しにスプーンを使ってその子たちに食べさせたことを記憶している。掴みかかられるのが恐くて、扉を開けられなかった。見た目にも重い障害のある子には、相手が人間だということも忘れ、彼らの監禁の運命が自分にも降りかかるのではと不安になった。彼らがなぜ檻に閉じ込められることになったのか、彼女にはわからない。恐怖に身がすくみ、つぎは自分かもと思うばかりだった。

フェルナルド校で恐怖の四年間を過ごした後、ドリスは家族をとるか、生き延びることを選ぶか、忠誠か逃亡かの選択を迫られた。そして生きるために逃げる決意を固めた。ふたりの兄弟に会いに行き、計画を打ち明けた。いつかきっと帰ってくる、けれど今回はひとりで逃げるのだと。

その日は彼女の記憶にはっきりと刻まれている。一九五二年七月の最初の日曜日のこと。自室に戻ると彼女は、十代の若者らしく新しいショーツとティーシャツに着替え、長い旅に備えた。人影がないのを見計らって、彼女は抜け出した。管理棟で小間使いとして働いていた彼女には、監視の目が甘かったのだ。

ドリスは表通りに出ると、親指を突き立てた。最初に止まった車に飛び乗る。若いドライバーが向かっていたのはバッファロー、行ったこともない未知の街である。ためらいはなかった。フェルナルド校にくらべれば、どこであれましに思えた。

国境の町に着くと、兵士だったドライバーの若者から言い寄られたものの、幸いにも彼はノーという返事を受け入れ、カナダまで行くのだが連れてはいけないと言った。何の書類も持たない者を乗せて、当局と悶着を起こしたくはなかったのだ。彼は、ドリスをバッファローとカナダのオンタリオ州フォートエリーをつなぐピースブリッジで降ろした。見知らぬ土地で誰ひとり知る者もなく、ドリスはひとり文無しだったが、ついに解放されたのだ。

それまでの悲惨な境遇を乗り越えた後、バッファローまで逃れたことを語るドリスの口調には深い安堵があったので、私は思わず幸せな結末を期待した。彼女がこれまで苦痛を味わいつくしたのは言うまでもない。もちろん運命と人生とチャンスは、最後に休息を用意していた。それでもドリスの人生には、逆境が人に与える平等な取り分以上が当てがわれていたようだ。トラウマがさらにトラウマを呼び、人生にはフィクションよりも信じがたいことが起こる。

バッファローの下町で降ろされた運命的な七月のその日、ドリスは文無しで最初に目にした教会へ入っていった。そのカトリック教会の神父は、「善き羊飼いの家」という少女のための施設への入所を取り計らってくれた。だが尼僧は彼女の話の信憑性を疑い、町の精神病院で検査を受ける手続きをとった。ドリスには従う以外にないように思えた。

彼女は正常と診断された。病院の医師たちはマサチューセッツ州の担当者に連絡をとり、彼女を移送すべきかどうか聞いた。そうすべき旨の返答があったが、幸いにもドリスはニューヨーク州が定める自己決定可能な年齢に達していたので、バッファローにとどまる選択をした。そこでは、視覚障害のある女性の住み込みの世話係に当てられた。ドリスは十八で、その女性の息子と結婚することになる。息子はそのとき三十五歳だった。

ドリスは、結婚式の夜の精神的なショックを忘れない。

「私は（セックスのことを）何も知らなかった。若者時代がなかったから」

結婚した相手に不妊症があることがわかり、結果的にはその婚姻は終わりを告げた。その後、自動車修理工である二番目の夫ジェームスに出会い、六人の子どもをもうけた。

残念ながら、二度目の結婚も最初のときと同じく満足のいくものではなかった。夫のジェームスは生活費はおろか一文たりとも手渡さなかったので、彼女は自宅にいて利用者と接することのできる、州の認可を受けた精神障害者の援助職として働くことにした。夫が外で働くことも禁じたからである。彼女は愛情を求めて再婚したはずだったが、またもそれは偽りだった。

夫からの感情的虐待に二十年も耐えてきたが、もう引き返せない限界に来ていた。彼女は夫をロブスターのレストランの夕食に連れ出し、人目がある安全な場所で離婚を切り出した。

そのとき一番下の子は十二歳だった。まさにドリスが里親の元を離れ施設に入れられたのと同じ年齢である。彼女自身が幼少時に苦しんだ見捨てられた体験をくり返してはいけないと、思い直すことはなかった。その決意が、かつてない力と自信を与えたのかもしれない。彼女は生き残りの闘いのモードに戻ったのだ。

それから後の数年間も、暴力にまみれた人間関係は降りかかった。担当になった家庭裁判所の裁判官は彼女を呼び寄せ、生き延びたいのなら銃を購入して使い方を覚えるよう諭した。ドリスの三番目の夫が、悪性腫瘍を宣告された後たった数週間後に亡くなったとき、ようやく正当な運命の裁きが下ったと言えるだろう。

絶え間ない悲劇続きのドリスの過去を見れば、ほとんど不条理と思えた彼女の愛の欠如ももっともと思われる。愛と愛のよりどころとなる信頼感は、生涯にわたる裏切りによって打ち砕かれていた。彼女が体験してきた一連の虐待、放棄、監禁は、彼女を愛していると言った人々や彼女を見捨てた援助者たちの手によるものだったのだ。

親密な家族の絆、母や兄弟から自分の子どもたちまでもが、彼女の心に大きな空洞を残した。愛着の欠如が子どもたちとの関係性を決定したとドリスは言う。若くして母親になった彼女は、つねに義務をはたさねばと考えていた。子どもたちにきちんと食べさせ、世話をし、大事に育てたが、すべては機械的だった。

「愛している」と言えても、愛情は感じなかった。すべては仕事だった。小さな子たちとの関係にも基本的感情が欠けていたのだ。

私は彼女がなぜ今のようになり、終末期体験から感情が欠けたのか、疑問をもたなくなった。ドリス自身が言ったように、「受け取らなかったものは、与えられない」のだ。

愛が彼女を見捨てただけではなく、彼女も愛を見捨てたのだろう。兄弟たちとの約束とは裏腹に、ドリスは彼らのもとに帰ることはできなかった。マサチューセッツに戻るのが恐ろしかったのだ。はるか後に再会したときには、すでに手遅れだった。家族よりむしろ他人になっていたのだ。

二番目の夫と離婚して実子の養育権を手放した後も、子どもたちとの疎遠さは変わらなかった。私がドリスに出会ったころ、すでにその関係は戻っていたが、彼女には彼らとの会話が型通りのものとしか思えなかった。

私は再度夢について質問した。新しい夢を振り返ることで、大切な何かとのつながりを取り戻せるのではと考えたのだ。

死の直前の夢とヴィジョンには、「死は生きてきた道を映す」という格言以上に重要な意味がある。その体験は過去の記憶の大安売りではない。日常に起こったことを思い出し、苦しかったことを消去し、励まされる記憶を際立たせ、安らかにあの世へ行くためのヴィジョンや回想を死にゆく人に与えるのだ。終末期体験はトラウマを再現するかに見せて、そのネガティブな力を超越していく。

ドリスの夢の話が、長く私の心に引っかかっていた疑問への答えとなった。愛情なしに生きてゆくことはできるのだろうか？　それは不可能だ、あり得ないことだとわかった。

彼女自身気づかなかったが、空を飛ぶドリスの夢の中の体験は、彼女の差し迫った相反するふたつの欲求を示していた。過去のすべてからの解放の望みと愛されたいという欲求だ。人生は矛盾するこの衝動を解決する何のヒントも与えてはくれなかった。しかし終末期体験が、かつて捨てた愛の象徴である天使を呼び出してまでそれを知らせてくれた。

「恩寵に救われたとわかるまで死ねない。逝く前に救いを確認したいの」、ドリスはそう言った。どうすればそれがわかるのかと私は聞いた。彼女は「聖書に書いてあるわ」と落ち着いて答えた。

再生派のクリスチャンのドリスは、「病気になってから夢を見るようになった」という。そのわけを「最初に見た夢は準備を整えるため。もう大丈夫かという確認の警告だった」と信じていた。

それから、茶目っ気で先ほどの深刻さを正すかのように付け加えた。「悪魔には嫌われたの。だから神様しかいないの、私を選ぶのは。でしょう？　神様は愛してくださってるわ」

ドリスは、言葉に合わせてダンスするように両腕を振り、はしゃいだ様子で話した。その快活さで、とうとう人生の愛の源にたどり着いたのだ。その愛は抽象的なものだったが、愛には違いなかった。最後に彼女は、自分は愛される資格があると思えたのだ。

夢の意味をドリスに尋ねてみたが、まったくとりあわなかった。「意味なんてわからない。登場人物のことも。知らない人たち、会ったこともない知らない人たちだわ。心配いらないと言ったの、私はこうして飛べるんだから」

それから自由に想像をめぐらせながら話を続けた。「たくさん引っ越した。たぶんこれからも。一か所に落ち着いたことなんてなかったわ。そうね、どこかへ行ってみたいの。どうして引っ越すべきだと思うのかしら。なぜ落ち着けないのかしら。場所を決める？　ここが自分の家だと思えればね」

私は飛ぶ夢を最初に見たのはいつかと聞いた。「それほど昔じゃなかった」。そのとき何歳だったか問うと、「今よりは若かったわ。はっきりしないけれど、今ほどの歳じゃなかった。私は走ってた、自由になりたくて。何から？　六人子どもがいるのに」と答えた。

私と同じくドリスも、自分の経験に隠された意味に困惑しているようだった。彼女は母親としての責任を捨てられず、夢が自分を解放してくれるかもしれないという考えを否定した。それでも意味がわからないなりに、影響を受けたことは確かだ。彼女にとって重要だったのは、夢の意味よりそこで生まれた感情だった。

ヴィジョンに現実感があったか尋ねたとき、彼女は「そのときは感じたわ。その通りならよいのにと思った。ベッドの中でこれは現実だと思っていた」と答えた。

ヴィジョンの意味は理解できなくても、彼女はそれを実感していた。過酷な人間関係から解放されて、安心感を深めたのだ。この世の愛情の重荷から解放され、すべてから逃走し、生きてきたように死んでゆく、その瞬間、彼女は信仰に帰って行った。

続いて何度も見た夢は、さらに辛辣な内容だった。最後に長く生活を共にしたリチャードの夢だ。彼だけは、肉体的にも言葉でも彼女を傷つけなかった。

ふたりの付き合いが始まったのは、ほんの気まぐれからだった。彼は「二枚目」でつねに着飾っていた。見た目に惹かれ合っただけだと、お互いにわかっていた。あえて深く関わらない間柄は軽薄で中身がなく、心をさらけ出さないそうした気楽な関係は、病めるときと健やかなるときをへて十四年になっていた。

あるときリチャードから、関係のあり方を根本的に変えようと言われた。結婚を申し込まれたのだ。ドリスはそれをはねつけただけでなく、それまでと同じ行動をとった。逃亡だ。

彼女は十年以上連れ添ったパートナーに、すぐ引っ越して新居に住むことを提案し、彼はそれを結婚の前準備と理解した。彼女は自宅から一時間ほどの、ニューヨーク州バタビアという小さな町に見つけた「ふたりの」新しいアパートに彼を住まわせ、姿を消したまま住所も知らせなかった。彼は必死で彼女を探したが無駄だった。

彼女が彼のもとを去って二十年以上、彼が亡くなったと聞いて五年がたった。ドリスはリチャードの夢を見るようになった。髪をなでつけ眉毛を抜いて、おしゃれに執心の男――かつてそう思った相手が、夢の中で初めて彼女をまっすぐ見つめてくる。彼はやさしく、心ゆさぶり懇願するような口調で、彼女の心を奪う。そして両腕を大きく広げて歩み寄り、心からの抱擁で彼女を受け止めようとする。

「彼は心底純粋な気持ちで私を求めているのでしょう」と、彼女は不信感と驚きを含んだ口調で説明した。彼女には彼の「愛している」と囁《ささや》く声まで聞こえた。

かつてドリスが拒絶した相手が、彼女の心に愛を呼び起こした。終末期体験は、その昔彼から受けた愛のかすかな光を浮き彫りにし、増幅させた。今彼女は、自分の夢に没入しながらそれを再体験しているのだ。

夢の中で彼は謝罪し、おしゃべりし、笑い、踊り、生きていたときとまったく違うつながりを取り戻していた。目を覚ましたとき彼女の心は温かく、心臓は高鳴っていた。そして、帰ってきたロマンスに浸るため、もう一度眠りたいと願うのだった。

終末期体験のおかげで、ドリスは二度目のチャンスを手にした。それは、愛に必要な無防備さを受け入れる最後の機会だった。ドリスの現実にほとんど愛が残っていなくても、終末期の夢が人生経験と人間関係で満たされなかった愛を与えてくれた。

リチャードの実際の感情と彼女のイメージの中の彼の感情の一致より重要だったのは、新しく獲得された彼女の愛する力だった。夢の中で彼女が体験した愛が、現実にどうだったかは問題ではない。最後にその呼び声に応え、昔受け入れることがなかった愛情を表明できたことこそが重要なのだ。

死の直前の夢とヴィジョンは、それまでの人生で満されなかった感情の欲求を満足させてくれた。彼女は最初の夢で病的な執着、束縛、虐待から解放され、その後の夢でついに愛を知ったのだった。

信頼ある関係性の欠如という問題は解決できなかったかもしれない。「リチャードこそが、初めて本当に私を愛してくれた人なのかも」、夢の後で彼女は思い切ったように言った。最後になって彼女は、若いときに拒んだ愛される価値のある自分を取り戻したのだ。私にはそれこそが、彼女の初めての愛の告白であることが身に染みてわかった。結局、愛を受け取って、初めて愛を与えることができるのだ。

これまで私が知った誰よりも劇的な変化を遂げたドリスは、最後に力を振り絞って過酷だった過去の破片をかき集め、全体性を取り戻した。人生が与えてくれなかった愛を復活させた彼女は、頑なに拒否した時期もあったが、それを感じることのできる能力を失わなかった。

彼女は心の深い傷をやわらげ、長かった人生の最終章になって初めて癒しと成長をはたした。ドウェインのように彼女の旅路を見れば、人生の最期に変容を遂げ、不公正と闘い、古傷を癒し、破壊し抑圧してきた愛を努力によって回復した非凡な能力こそが、人間性の証だとわかるだろう。

終末期体験は関係性の分断ではなく、過去と現在の人と人との関わりのプロセスとして観察すべきだ。ドリスは夢ではっきりとそれを示してくれたと私は思う。死の直前の夢やヴィジョンは、解釈の余地のない一回きりの特異な現象ではない。それらはあらかじめ用意した結論を、終末期に当てはめるために利用するものでもない。

それは、患者の人間関係や人生の軌跡と切り離せば意味がなくなる。体験の意味とその結果は、人によって異なるものだ。ある人にとっての解放が、別の人には苦痛として体験されることもある。実際、私の友人パティが見た空飛ぶ夢は、ドリスとは逆に辛い体験になった。

警官パティ・パレットが勤務中に撃たれたとき、深く悲しんだのはバッファロー警察署の同僚だけではなかった。バッファローの町全体が悲嘆にくれた。

二〇〇六年十二月五日の夜、事件は起こった。パティと同僚のカール・アンドリーナは、コンビニでのいざこざを伝える電話で現場に駆けつけた。到着した彼女らに十八歳の若者が発砲した。その年齢で捕まれば若年犯罪者の軽減措置に漏れ、刑に服さねばならないという恐れからだ。

パティは至近距離から二回撃たれた。一発目は防弾チョッキが防いだが、二発目が顎に当たり、体を貫いて脊椎で止まった。彼女は首から下が麻痺した。四十一歳だった。

事件後、バッファロー警察署の職員たちは病院のベッドサイドで夜通し看病し、ニューヨーク州北部のコミュニティは、五十万ドル以上の寄付金を集めて彼女の治療を支援した。パティは、ニュージャージー州ウェストオレンジにあるケスラーのリハビリ施設で回復訓練に努めたが、九か月にわたる治療をへても、腕や脚は動かせなかった。

二〇〇九年、彼女のために、ナイアガラ郡に障害者のための家が特注で建築された。バッファロー市は、パティの生涯のパートナーで介護人であるメアリー・エレンに対して、給与と補助金を支給するという前例のない措置をとった。

メアリーがパティの介護をフルタイムですることは、愛する小児科ＩＣＵ担当の看護師の仕事を辞めることを意味した。あちこちに声をかけて、必要な援助と手段を集めた友人たちもいる。

パティが退院すると、有名人を含む関係のない人たちが彼女に会うために殺到し、感謝を示し支援を申し出るようになった。そうしたありあまる思いやりや物的援助がありがたくなかったわけではない。もちろん感謝したし、体調が良いときには、それを言葉であらわすときもあった。問題なのは、良い状態があまりに少なく、むしろ極めてまれなことだった。ドリスと違って彼女は死を望んでいた。もしくは何度も私に告白したように、生きる意思はなかったが、死ぬことはそれ以上に恐かったのだ。

パティがとりわけ恐れたのは、死そのものより、生きることを諦めたとき自分の身がどうなってしまうのかということだった。恐怖で信仰が根本からぐらついても、パティの頭は死後起こることでいっぱいだった。必ず地獄へ落ちるのか？　煉獄に魂が閉じ込められるのか？　もし神がいるなら、彼女の忍耐がもう限界だということがわからないのか？　希望を失くした彼女はもう赦されないのだろうか？

身体的症状の悪化によって、私たちは彼女を患者として受け入れる要請を受けた。身体的苦痛は心理的な苦しみと同じく、拷問のように彼女を苛《さいな》んだ。首から下の感覚は失われていたが、幻肢痛があった。医学的には中枢性疼痛症候群と呼ばれ、「焼けつく油の中に浸けられたような」と彼女が言う通りの痛みをもたらした。

体調が非常に良いときには、パティの医師に対する態度は目に見えて酷くなった。最初に彼女の担当に指名されたとき、私は医師の中から引き抜かれたのだと思った。パティは、とりわけ難しく頑固な患者だったから、それは最高の敬意と親しみを込めた表現だ。彼女は、自分の癒しといのちの拠り所である技術のある医療スタッフも含めて、誰の手も借りようとはしなかった。

初めて出会ったころ、パティは「私のお医者さん」と私のことを呼んだ。心がほぐれた。その呼び方に、親しみさえ感じたものだ。しかし間もなく彼女は、すべきこと、すべきでないこと、私のやり方のあれこれなどを指図しはじめた。「私のお医者さん」とは、やさしさよりもむしろ所有欲の表明だと、すぐに合点がいった。

彼女は私を独り占めにし、それをはっきり態度にあらわした。いわば私に自分の担当医になる許可を与えたのだ。それを誇示するがごとく、まるでお前などたんなる「代役」だというように、きまぐれに私を解雇し、雇い直すことさえした。

パティは、担当の医師が交代するたびに、見捨てられたと思って何度も傷ついてきた。ある配置換えで彼女はひどく失望し、それまでの根深い疑いと不信感を爆発させた。私はとうとう紙切れに新しい「契約」を書いて、彼女の前に差し出した。「あなたの担当医師である私は、パティ・パレットを見捨てません。永遠に」と。

パティはそのメモを備え付けテーブルの引き出しに保管し、病院に行くときには必ずそれを見せると言った。それは外には出さない私たちの間だけの覚書だったが、お互いに二度と見直すつもりはなかった。

パティは苦しんだ。私が今まで診たどんな患者よりもひどく。苦しみの緩和のために私は最善を尽くし、彼女も苦しみを断つためには何でもした。そして私に、看護師に、生涯のパートナーにも、死なせてほしいと何度も懇願した。

彼女が耐えねばならなかった身体的、心理的痛みはあまりにすさまじく、雇われた援助者の離職率は医師の離職率と同じくらい高くなった。激しく間断のない苦痛に襲われる人の援助者が体験するトラウマを軽視することはできない。

パティは自分の限界を超えてまで生きることを拒み、残念ながらパートナーであるメアリー・エレンさえ離れていった。長年の親友ポリーが代わりに、パティの介護という困難な役割を担った。

パティの闘いはますます厳しいものになった。夜間の呼吸制御のための酸素吸入器への依存は増していった。就寝前に機器を設定する儀式は、身体的、心理的に大きな負担になり、患者と介護者の衝突もひどくなった。酸素レベルが落ちてくると、生命維持のためにアラームが突然鳴り出し、呼吸器の接続を急かせる。その作業中にもパティは、早く楽にしてくれと懇願し、叫び、要求するのだ。

長年たっても、彼女の夢はまったく安らぎを与えてくれなかった。楽しい夢でさえ惨めさを浮き彫りにし、目が覚めれば寝る前より気分が落ち込んで苦しむ。よく見る夢は、自由に動けて快活だったころの、もう戻ることのできない自分だ。

スカイダイビングの夢の中で彼女は、重力に逆らい空中を飛翔した。ジャンプ直前に飛行機の中に冷気が吹き込んで来るのを感じ、足下に展開する光景が目に入ると、腕や首一面に鳥肌が立つ。好きなバイクに乗る夢はもっと頻繁に見た。無限に伸びる田舎道を減速して走っていくと、両脚の間にエンジンのパワーを感じる。木々や野草や干し草、排気ガスの匂いがする。彼女は、アドレナリンによって刺激された覚醒した興奮をありありと体験していた。

けれどそうした夢から目覚めれば、怪我と恐ろしい障害という不条理な現実に直面するのだ。目を開いて見る現実と目を閉じているときの体験との衝突をくり返しながら、彼女の苦しみは激しくなり、弱まることはなかった。

パティは自分の境遇にまったく慣れなかった。その限界を、みずからが選択し、生き、存在して、自由に呼吸することへの侵害ととらえていた。受容することなど考えになかった。受容だけではなく、障害のある肉体を慈しむことを頑として拒んだ。そうした精神力がなかったわけではなく、願望や意志といった前向きな気持ちがもてなかったのである。

怪我による強制的な譲歩は屈辱であり、彼女の価値観に反するものだった。その人生を特徴づけていたのは、完璧なまでの身体能力と有能さ、高い独立心だったので、そうでない状態は想像さえできなかったのだ。

彼女はアウトドアスポーツ、ランニング、ハーレーダビッドソンのＶ－ＲＯＤバイクに情熱を燃やした女性だ。バイクがその人自身をあらわしていた。紫色の下地にゴーストフレイム（炎のデザイン）を施し、自分好みにしてハーレーらしさを楽しみつつも、バイク一辺倒だったわけではない。実際彼女はハーレー883スポーツスターを売りに出し、熱狂的なファンにとってはそれほどハーレーらしくないと評価されるＶ－ＲＯＤのアニヴァーサリーモデルを手にしている。

それでもパティは気にしなかった。自分の格付けなど関係ないと思っていたし、愛するハーレー仲間に対してさえそうだった。選りすぐりの女性たちと一緒にツーリングに出かけ（行かない理由などない）、バッファローの通りを流して、振り切ったスロットルの爆音で沿道に停まった車のアラームを鳴らしてしまうほどだった。

パティは自分の中心軸を譲ることはなかった。その強さはときに頑なだったが、彼女の道義が役立つこともあった。どこまでも公正で、絶対に妥協を許さない姿勢である。どんな状況下でも恐れのない決意を譲ろうとはせず、人生を破壊し挫《くじ》いた脊椎の怪我に対しても同じ姿勢を貫いた。

パティは二〇〇一年、三十六歳で警察隊に入隊した。それから五年間、比類なき業務への専念と集中によって最高の身体能力を維持してきた。同僚のうちで彼女以外に、「ほとんどゼロパーセントに近い体脂肪」を誇る者はいなかったろう。

体を壊して同じく除隊したエディのように、彼女は自分の身体能力が低下すれば、警察官としての責務遂行能力に支障をきたすことは意識していた。身体能力の高さが、仕事を遂行し職務を十全にはたすために不可欠であると考えていた。

悲劇によって取り返しのつかない傷を受けても、彼女の性格は以前と変わらなかった。魅力的であると同時に難しい人物であり、強靭ながらやさしく、乏しい言葉に豊かな意味を含ませた。素っ気ない印象を与え、超然とした態度のこともあるが、同時にすべてを理解していた。

彼女は細々とした生活の決まり事には従い、ふつうの会話と喜びを友人たちと分かち合い、友人たちの成功を喜んだ。人間関係から人の服の着こなしまで、誰にでも何についても、一家言もっていた。そして歯に衣着《きぬ》せなかった。彼女は鋭くちらっと見て人を値踏みし、挑みかかる。その意地悪なユーモアのセンスは、私にとっても忘れがたい。

私は彼女の海賊風の笑い方を思い出す。今でも忘れられないのは、新しく飼うチワワ犬に私の名前をつけたいと言ってきたときのこと。クリス、またはクリスジュニアを略したＣＪとかだ。パティはニヤリとして、ゆっくりと、検討してみるわと言った。

何週間か後に犬のことを聞いてみた。彼女はあの海賊風の笑いで、「ジェリーのこと？　彼は今動物病院で去勢してもらってる」と言う。当惑する私を彼女は面白がって見ていた。

動物たちは、彼女に対して特別な接し方をした。その生涯の最後の二年間で、パティが自宅を離れたのはたったの三回だった。そのうち二回の行き先は、私が所有する馬の牧場である。彼女が来ると私は厩舎に案内し、チャンセラーという名の馬とふたりきりにした。馬はひとときも彼女から離れず、彼女の頭上に自分の頭をとどめたままじっとしていた。私たちが彼女の膝に乗せておいた干し草を、チャンセラーは少しずつ口にくわえた。

ほかの馬と同様に、チャンセラーは食べる前に干し草を水に浸すのが好きだった。そこで私たちは、水を入れたバケツをそっとパティの車いすの脇に置いた。彼女は目を閉じ、頭をうしろに傾けて、穏やかで堂々とした馬が傍らでそれを食べる間、顔に落ちる滴《しずく》の感触を一言も発さずに味わっていた。

私の厩舎で過ごしていたころが、パティにとってもっとも平和だったと思う。その時期、彼女は自分にとって意味深い絆を築いた。私にとっても同様だった。

チャンセラーは普通の馬とはまったく違っていた。体高十七ハンド（約一七〇センチ）の大きく美しい馬で、抜きん出て優秀だった競争馬セクレタリアトの孫にあたる。すべての偉大な馬と同じく「神が創造した」セクレタリアトは、自分が特別であることを自覚していた。その身体能力は目覚ましく、勇猛で、それまでのどんな馬よりも速く駆けた。走るのは彼自身の存在理由であり、それは疑いないことだ。生来の性質だったから。

パティも同じだった。勇敢で、妥協を許さず、美しく、身体能力を発揮しているときにもっともいきいきとしていたのだ。

パティの健康状態は、次第に低下していった。日中も含め酸素吸入器に頼る頻度が増していく。死が現実的に目前になると、諦め、苦しみ、死後への恐れは消えていった。事故以前の夢を見ることや、二度と戻ってはこない身体能力を嘆くこと、夜間ひどい恐怖に起きることもなくなった。

その代わり、人に関心を向けるようになった。長年の献身的な愛に応えられなかったメアリー・エレンやポリーのことを隠さず語った。死の恐怖はやわらぎ、代わりに苦しみの奥深くに埋もれた愛情を告白しはじめたのだ。

死の直前の夢の中でパティは、人生で初めて彼女を愛した人に抱かれていた——母親のドロシアだ。彼女は絶えず母の喪失を嘆き、三年前に亡くなった親ともう一度会いたいとくり返し言った。

体を自由に動かせたころの夢は目覚めたとき彼女を苦しめたが、母と抱き合った魂の高揚はそのまま記憶に残り、現在の人間関係へとつながっていた。彼女は、今や友人たちからの深い思いやりと献身を受け入れている。かつて重荷でしかなかった友人の献身を、寛大さと博愛精神のしるしとして理解し、感謝できるようになったのである。

ケリー・イーガン神父の美しい言葉が印象的だ。「多くの人にとって最初で最後の愛の教室は家族である」。パティの終末期体験は、彼女が求めていた親密な家族の愛へと連れ戻した。それが悲惨な境遇を超えて、最後に穏やかな受容と愛にいざなったのだ。

病気によって彼女は内向的になったが、生涯やさしさをあらわせずに苦しんできたパティは、死の入口に立ったとき人の苦しみを理解するようになった。私の苦労も含めて。

死の直前、彼女はいつものように私を手招きし、わずかに表情を動かした。私が顔を近づけ耳を寄せると、キスをしてきて、「私のお医者さん」に「愛している」と告げた。気づかいも、さよならの言葉もよこさなかったが、それは私がそれまで医師として経験したもっとも親愛なるしぐさだった。

パティはその夜逝った。

銃で撃たれた日以来、パティは比類のない愛と友情に囲まれてきた。友人たちはパティの苦しみをやわらげようと無私の働きをした。愛にあふれた友人たちから彼女が引き出した、並外れたやさしさ、献身、寛大さを私は目にする機会に恵まれた。

彼女は毎日ていねいに髪を梳《す》かされ、頬にキスを受け、感覚のない手を握ってもらった。無視されることはなく、孤独ではなかった。友人たちのあらゆる瞬間のさりげない行為の数々によって、良心と愛が悲劇に勝利したのだ。想像を超えた喪失から、彼女の怪我と病気による制限以上の寛大さと、共感と、たぐい稀な愛のレッスンが生まれた。

私たちが学んだのは、たとえ体の状態が昔と違ってしまっても、その人の価値は変わらないということだ。パティは最期まで大切にされた。それこそ彼女が最終的に受け入れた、友人たちによる無条件の愛だった。長年忘れていた母親への回帰は彼女の慰めとなり、その慰めは報復という形以外で運命が公正に働いた結果だった。

ヘレン・ケラーは「死とはひとつの部屋からほかの部屋へ移るのと同じ」と言ったが、「でも大きな違いがある。ほかの部屋で私は目が見えるようになっているから」と加えた。私は、パティがその部屋を見つけたならと思う。本来の自分と出会えるようなその部屋を。

生涯の終わりに、その人のストーリーが予想もしない形であらわれることがある。ドリスとパティが束縛から解放され、愛を知り、ありのままの自分に至ったのを、私は目の当たりにした。ドリスは苦しみに満ちた世界から飛び立って解放され、最期にそれまで否定してきた愛の実在を知ることができた。

パティは、母の愛に立ち返ることで、怪我を乗り越えた。悲劇的なみずからの境遇よりも他人への気づかいを見せるようになり、友人たちの確かな存在に感謝した。ふたりとも人生の厳しい限界から自由になったが、それは計り知れない苦闘によってだった。

死に実りがあるとすれば、それは私たちの理解を超えたところにある。しかしその恩恵は、スピリチュアリティや宗教だけに限定はされないはずだ。ドリスとパティが体験したのは崇高な死だったと私は信じるが、大変な努力と勇気なしには不可能だった。それは人生の最期における、全体性の回復と幸福への唯一の道と言えるかもしれない。

それは人間的な愛によって進む道であり、終末期体験が開く道だ。その一歩一歩が私たちを理性の限界の向こうへといざない、そこに何が待つかわからないが、開かれた可能性を創り出す。死は人生の終了ではなく、それを肯定し受容することなのだ。

CHAPTER

6

愛は限界を知らない

愛は限界を知らない。あらゆる限界を超えることを痛切に願う。愛は重荷を感じず、苦労をいとわない。そしてその力以上の挑戦をする。

——トマス・ア・ケンピス
ドイツ生まれの律修司祭、一三七九?～一四七一
『キリストに倣いて』より

叙階を受けた司祭ケンピスは十五世紀に信仰の書を著し、人類へのキリストの愛を説こうとした。同じく広く知られる十三世紀ペルシャの詩人ルーミーにとって、「愛とは神に到達すること」であった。

私が死にゆく患者のベッドサイドで気づいたことは、神に身をささげたふたりが神の愛によってあらわした無限性を、患者は終末期の夢の中の愛であらわし、体験していたことだ。

亡くなった伴侶への愛情が残された患者の人生を決定し、伴侶の死後もそれがいきいきと体験されることがある。相手が終末期の夢やヴィジョンに頻繁にあらわれたりもする。長年連れ添った末に一方が亡くなったカップルには、とりわけ当てはまる現象だ。

愛する人の死を超えて永続するそれを、無限の愛と言ってもいいだろう。そのストーリーは、家族の言い伝えや物語として、伝承や詩の形で、またはこのように本となって世代を超えて受け継がれ、けっして潰《つい》えない形で残されるのである。

ところがロマンティックな愛は、年輩のカップルにはめったに見られない。高齢者もそうだが、長年続いた愛はロマンティックのはずがないと思い込まされているのだろう。ロマンスは、決まって若さ、活発、儚《はかな》さなどと結びつけられるからだ。

第3章でみた患者のパトリシアは、シェイクスピアオタクを自任していた。ロメオとジュリエットは十六歳と十三歳で出会い、四日間一緒に過ごし、何があっても死ぬまで離れない誓いを立てたと、彼女は話した。死にゆくふたりはさておき、年輩のカップルは、ロマンティックな愛から浮かぶようなストーリーとは縁遠いようだ。

それでも、五十年あまり添い遂げた老齢のカップルが手を取り合いながら親しく眼差しを交わすとき、そこには愛の縮図がある。死が間近に迫ると、愛の力が際立ってくる。どんなストーリーも、あえて結論を言うまでもない老いたふたりのロマンティックな物語にはかなわない。

ふたりの思い出を聞きたいとある人に頼んだとき、その話はベストセラー本ほどの衝撃はなかったが、人生を歩んで終末期の夢に至り、本当の愛の物語に結実していた。死を目前にした体験には、もっとも純粋な愛がよくあらわれている。

＊　＊　＊

「私の記憶は、初めから終わりまで彼のことばかり」。十五年ほど前に出会ったあるホスピス入所者の妻の言葉だ。

アライザは七十四歳で、五十四年間連れ添った死にゆく夫の面倒を見ていた。ホスピスでたくさんの悲しみの表情を目にしてきた私は、彼女があらわす激烈な痛みと苦しみに釘付けになった。

「彼なしの人生を知らなかった」と彼女はつぶやいた。そう話すときの彼女が立っていた位置まで、私はまだよく記憶している。その柔和な表情と訴えかけるような眼差し、絶望感に打ちひしがれた様子は忘れられない。

アライザと夫ネイサンとの出会いの話に、私は言葉を失った。それは個人的な語りというより、むしろ歴史書の物語と言ったほうがよさそうだった。

ふたりのストーリーは一九四二年の十月二十一日、ポーランドのシチェブジェシンで始まる。第二次世界大戦中の運命の日、占領者のドイツ人が村のユダヤ人たちを招集した。

アライザは十三歳だった。彼女の家族は近隣の住民や町の人々と一緒に連れ出され、市場に集まるよう命じられた。何百人もの男や女や子どもたちが、呆然とし、恐怖に打ちのめされ、列をなして立っていた。

彼女は、叫び声と鳴りやまぬ銃声の中で展開していたその非現実的な光景をほとんど記憶していない。十三歳になる近所の少年、幼なじみのネイサンは路地に立ちつくし、愛する人々が連れ去られるのを恐怖におののきつつ見ていた。

アライザの視線の片隅に、ネイサンが自分のほうへ駆けてくるのが映った。ネイサンは彼女の手をとり行列から引っ張り出した。彼が安全なところへ自分を導こうとしているのを、彼女は直感的に理解した。そしてふたりは、混沌の中で気づかれずに奇跡的に逃げおおせた。時間が止まった違う世界へ移行したようだったと彼女は言う。

アライザはそれ以来、二度と身内の姿を見ることはなかった。ネイサンに救い出された後、運命のベウジェッツ強制収容所での人々の残酷な行く末を知ったのは、しばらくたってからのことだった。

十代のふたりは身を隠しつつ戦禍を生き延び、異なるアメリカ人家庭に養子として迎えられ、何年か後に再会した。その後結婚して生涯添い遂げることになる。引き裂かれたふたつの家族の残された破片どうしが、虐殺で壊れた全体性を回復させたのだ。

アライザは今、ネイサンのベッドの傍らに座って手をとり、彼のいない世界という現実を想像できないでいる。彼女にとっては彼こそがすべてであり、何をおいても唯一の人、過去に彼女を結びつける絆だ。それは彼だけが知っている。彼は彼女のいのちそのものだった。

私がふたりにできることと言えば、その場にいて見守ること、共感さえも浅薄になりかねないと理解することだった。ネイサンの心には、私の想像よりはるかに深い悲劇と強さが同居していた。それは、とりわけある種の古傷は、癒されずやわらぐこともないと厳しく教えていた。アライザはふたりの人生の一体感の証だった。ネイサンの終末期体験は彼女を通して初めて目に見えるものになったのだ。

医者の私がネイサンにできることは限られていたが、アライザには慰めが必要と感じた。彼らを見ていると、愛を与え合うふたりはけっして孤独に死なないことが確信できた。そして、愛する人からケアされることが、死の床にある患者のよき治療になることを強く感じるようになった。私は彼の心に触れられなかったが、彼女にはそれができた。

いのちをかけて十三歳の少女を迫り来る死から救い出したネイサン自身が死のうとするときになって、アライザの安らぎによって慰めを感じているのだ。

悲惨な死を多く目にしてきたアライザは、ネイサンが身をもって示さなければ、死のプロセスの安らかさを知らなかったろう。彼はまたもや、思いもよらない方法で彼女を導いた。

彼はかつて悲しみを抱えて生きる道を彼女に教え、今死んでゆくときの夢を通して教えている。終わりが近くなるにつれ、ネイサンの夢の内容は幼いころのトラウマ体験を離れ、亡くなった家族との幸せな記憶に帰っていった。生涯かけて過去の記憶を消そうとしてきた彼に、遠い昔の思い出が蘇ってきたのだ。

彼にとってホロコーストを生きのびることは、振り返り嘆くのをあきらめることだった。家族の唯一の生き残りだったネイサンは、人生は贈り物と認めつつも、いのちを奪われた人々のためにも生きねばならないという重い責任を負っていた。

現在、彼が歩くには、アライザに支えられながら片方の足をもう一方の足の前に慎重に送り出す必要がある。そして今、ベッドで死を待つ彼の重荷は解け、心を穏やかな過去の記憶に安心して漂わせることができる。それは、悲劇が起こる前の純粋無垢だった幼少期の思い出だ。

そこでは亡くなった知人たちが昔のように集い、再会している。そして彼は、唯一過去の重荷を深く理解しているアライザに、終末期体験を語ることができるのだ。ネイサンは死の床でようやく、家族や親しかったすべての人々と再会した。彼が安らぎと静けさを感じることでアライザも癒され、彼は生涯を閉じていけるのだ。

古代中国の伝承では、時や場や境遇を超えて、「運命の赤い糸」が出会うべくして出会ったふたりを結んでいるという。伸びたりもつれたりしても、その糸はけっして切れない。

アライザの人生と幸福はしっかりとネイサンに結びつき、ふたりの関係はまぎれもなく強靭だった。運命的な神の愛の象徴である絹の糸がふたりの足首に見えたとしても、私は驚かないだろう。

医師の最高の特権は、喪失の中で生まれる勇気、力、品性、無私の心といった、本人も気づかない人間の最良の性質のすべてがあらわれる機会に立ち会えることだ。それは心臓の機能を測定する機器ではわからない、愛の心がもつ底知れない力のあらわれだ。生涯にわたるロマンスの拍動やその広がりを知るのにセンサーはいらない。死は感情の深みを明らかにし、統合する力を秘めている。患者のストーリーほどそれをはっきり示すものはない。

アライザとネイサンの驚くべき物語がそうだ。愛する伴侶との関係が途中で断たれ、亡くなっても、死への過程でその伴侶がもっとも大きな支えになることがある。そうしたストーリーが、何の変哲もない人生の中で類《たぐい》まれな関係性と経験を照らし出す。

私が担当した患者の多くは若くなく活動的でもなかったが、第3章でみたパトリシアとチャックやビバリーとビル、後で紹介するベニーとグロリア、ジョーンとソニーなどのラブストーリーは、若く激しいどんなロマンスよりも心を打つ。歴史には有名な恋人たちが数多くいるが、それらのロマンスに負けず劣らず心を揺さぶるストーリーだ。

バッファロー・ホスピスに入所した年輩のカップルは、生涯連れ添った相手と突然別れることになるとは思っていなかった。しかし連れ合いを失ったパートナーは、なすべきことをなしつつ、自分自身を保つしかない。意識的にも無意識的にも、ふたりのストーリーや思い出を保ち、死の直前の夢を忘れないことで、愛する人を生かしつづけることになるのだ。

先立った夫チャックを夢に見たパトリシアは、もはや九十歳の不治の病で寝たまま死を待つ患者ではなかった。若い心と健やかな体をもつ喜びにあふれ、憂いなく身軽に歩く、未来への期待でいっぱいの女性だった。

「目覚めたらチャックのところへ行き、その手をとって夕陽に向かってずっと歩いて行きたい」

ふたりが出会ったのは、パトリシアが十五歳でチャックが十九歳のとき、彼が戦争に行く二か月前のことだった。

「彼と結婚するとわかっていた。おとぎ話みたいでしょう、会ってから数週間でね」、彼女は言った。

「自分の人生より彼を愛したわ。わかっていたの、生涯連れ添うと。前にも後にも、他には誰もいなかった。今まで彼以上に愛した人はいないわ。すてきな人だった。愉快で、頭が良くて、好奇心旺盛で、完璧な人……とても親切でやさしかった」

最期が近づくとパトリシアの理想の人は、夢の中の人と一致してきた。多くの終末期体験と同じように、パトリシアはふたりの絆の一番大切な思い出を、言葉にはせずにカプセルに閉じ込めていた。それは美しい、ふたりがともに過ごした年月への贈り物だ。

彼女は思い出す。「カズノビアのプールへ毎日良く通ったわ。そのあと夫は、サウスパークの植物園まで歩いた。彼が先に家に帰っていて、私が家に着くといつもお茶を用意してくれているの。それからクロスワードパズルに興じる。彼が着ていたのはいつも長袖のTシャツ、ピカピカで真っ白なやつ。立っている彼に『まあ、相変わらず二枚目じゃない』、そう思ったから言ったのよ。彼は微笑んで『そうかい』と言った。そして消えた。一緒にいたのはたった一、二分だったけれど、すてきだった。とても幸せな夢。みんなすばらしかった。みんな真実に帰るの。愛に。ささやかだけれどそれは確かな愛だった」

愛という名の「ささやかな」日常こそが、パトリシアの何よりの心の支えだった。亡くなる前に彼女がくり返し見た夢は、クロスワードパズルを解くといった何気ないチャックのしぐさだったが、それもうなずける。

「チャールズはパズルの問題を読み上げ、私が答えを言う。彼はそれを書きとめる。どうしてかなんて考えなかった。彼が答えを言ってしまうこともあったし。手柄をひとり占めしたつもりはないわ。頭が良い人で、パズルなんていくらでも解けたんだろうけれど、考えるより書くほうが得意だったみたい。チャールズったら、できないふりをしていたのよね」

パトリシアが改めて、亡き連れ合いの本名を使ったのに感動した。彼女は明晰で、夢を見ているのではなかったのだ。それはまるで、自分に向かって話しかけているようだった。思わず心のうちを口にしてしまうことが誰にもある。パトリシアのつぶやきは、亡くなって何年もたつ夫との心を揺さぶる深い絆の証だった。

彼女が感じた愛には限りがなかった。彼女はその日の午後、「ほんのちょっと一緒に過ごしただけ」と言った。死のプロセスで人は、時間を超えた夢の世界に入っていく。そこでは死んだ人のヴィジョンは、現実の世界よりもリアルだ。愛するために肉体は要らず、無条件の愛を試す必要もない。

死に臨んで悲嘆にくれる患者は、恐れているのでも死にこびているのでもない。彼らはそのときをただ待っているのだ。

老いたカップルが、何日かのうちにふたりとも亡くなった話を聞いたことがあるかもしれない。私はたくさん知っている。何の医学的根拠もないが、彼らは連れ合いの後を追うように亡くなるのだ。

私たちはその話がたとえでも理想でもなく、悲嘆によって引き起こされた結果だと知っている。医学的にも、精神的な衝撃が心臓疾患をもたらすのは定説だ。それには診断名があり、悲嘆症、専門用語ではストレス誘発性の症状、またはたこつぼ型心筋症などと呼ばれる。何の兆しもなく、気づかないうちに、突如として起こるのだ。

連れ合いのグロリアの死後まもなく、ベニーという愛称の九十歳のバーナードに見られたのも、典型的な悲嘆症の症例である。妻が亡くなったとき、ベニーの健康状態に問題はなかった。八十七歳で活発に行動し、社交的で独立心があり、長いこと付き合いがあった友人や家族、縁者に会いに出歩いていた。ドライブが好きな人で、生涯住んだバッファローの街を毎日車で走っていた。

感染症で突然グロリアを亡くしたとき、それは慰めようもない落胆ぶりだった。ベニーは自分が少しでも早く死んで愛しいグロリアに会えるよう、神に懇願した。

ベニーは毎日どころか、ときには日に三度も墓地に足を運んだ。グロリアの墓石の前に跪《ひざまず》き、祈り、話しかけ、思い出の中で彼女を蘇らせた。娘のモーリンが地に伏す彼を止めようとすると、すぐさま言い返した。「俺の好きにさせてくれ」、彼はそう言った。

妻の死からちょうど二か月たった二〇一六年のバレンタインデーのこと、氷点下にもかかわらず、ベニーはいつも通り墓地に行くと言い張った。墓地に着くとモーリンは、わかり切った質問を止められなかった。「どうしようというの？　死ぬつもり？」

彼は即座に「できればな」と答えた。かつて死が迫る妻に「逝っていいんだよ」と言った言葉が、彼自身の心の中で響いている。しかし、そうではなかったし、今も、これからもそれは本心ではなかった。

運命のその日、気温は零下十五度に急降下したが、モーリンは父がグロリアの墓石のまわりを歩いているのを見た。重い足どりながら決然と雪をかき分け進むその歩みは、あたかも円を描いているようだった。

遠くからは寒さのあまりじっとしていられないように見えたが、まもなく彼が慎重に、足跡をなぞりつつ模様を描いているのがわかった。モーリンが近寄ると、父は墓のまわりの雪の上にハートを描いていた。

いつも墓地から帰ると、ベニーは気難しそうに考え込むのだが、その夜は違っていた。息苦しく具合が悪そうなのだ。それから四十八時間のうちに彼の容体は急速に悪化し、救急医療室に運ばれたときには重篤になっていた。診断は心臓発作で、じつはその二、三日ほど前から不整脈があったのだ。ベニーの心臓はバレンタインの日にすでに異常を来していた。

すみやかな医療的措置がとられなかったので、症状の回復は望めず、ホスピスでのケアが必要となった。その四十八時間で、ベニーは完璧な自立から自力で生きるのが不可能な状態に陥り、娘の手なしにはホスピスに入所もできなくなっていた。

もはやグロリアの墓に行くことのかなわない彼は、代わりに夢で彼女に会うようになった。娘が感慨をもって言ったように、「今、父は夢の中に生きている」のだった。

ある夜、モーリンの耳に、ベニーがポーランド語で愛するグロリアに歌う声が聞こえた。誰にも増して社交的だった男が、今は食べるときに少し起きるだけで、すぐベッドに戻りたがる。目を閉じれば妻と再会できるからだ。

年老いたカップルからは真実の愛について多くを学べる。彼らの絆はあえて見せつけなくてもいいし、お互いの誠実さへの疑いや劇的な幕切れもない。実際に必要なのは時間であり、それには年月がかかる。絆はふたりのすみずみにまで浸透している。人生は、その強いつながりなしでは考えられない。お互いの心には同じ思いがある。

ふたりは、確かな絆によって人生の荒波を乗り越えていく。愛の源である伴侶がこの世を去っても、その絆を感じ信頼しつづける。年輩の患者にとって、伴侶への愛は自分の存在の根拠だ。仕事や野望、趣味、住宅ローン、人生設計などはみな来ては去っていくが、ふたりの間のささやかなしぐさや挨拶、愛の眼差しやユーモア、過去を語ることや過ちを赦すこと、生涯を通じて保ち、養い、育ててきたつながりはいつまでも消えない真実なのだ。

私たちの文化のロマンティックな愛のイメージが、誤解を生んだのだろう。深く、強靭な最良の愛は、若さや衝動、刺激、絶望から生まれるのではない。たゆみない努力、忍耐、信頼、赦し、そして持続的な受容が生み出すものだ。それには生の執着を手放すことと、死者との縁を保つことが必要だ。

五十七年間連れ添ったジョーンとアルフレッドの愛情は、死によってふたりが再び会うことになる二か月前から、ジョーンの夢とヴィジョンのすみずみを彩った。

ソニー、ジョーンが愛情をこめて名づけたアルフレッドの愛称だが、ふたりともポーランド移民の第一世代として生を受けた。ふたりの家族は、バッファロー郊外の労働者階級の居住区の通りをはさんだ両側に住み、彼らはそこで一緒に育った。ジョーンが七歳のとき、ソニーからもらったプラスティック製の友情のリングを、彼女はほかの宝物と一緒に大切にとっていた。それを手元から離したのは、リングの特別な力を使って、十代だった孫娘のアリスンの苦しみを癒そうとしたときだけだ。

夫婦は、同時期に不治のがんの告知を受け、人生の最期を一緒にできることを感謝していた。数か月の間、ふたりは自然のなりゆきで前後してホスピスのプログラムを利用し、一緒に自宅でケアを受けた。

ふたりは在宅ケアを受け入れ、それぞれの症状の管理にからめて、ささやかな愛の儀式を行うようになった。夜半にキッチンで、そろって薬を飲んで一緒にクッキーを食べる。まるで恋する十代のカップルのように、キッチンのテーブルでおしゃべりし笑い合うふたりを、娘のリサはときおり見かけたという。夫婦はリクライニングチェアを並べ、手をとり合って眠った。寝たきりになってからは、看護師でもあるリサが自宅用に注文したベッドで、眠るときでもその柵越しに握った手を離さなかった。

症状がかなり重くなっても、ソニーはがんやリューマチ性の関節炎の痛みを訴えることなく、魂の伴侶のことだけを気にかけていた。苦しみが激烈になり治療を止めねばならなくなっても、彼の唯一の望みは先に逝くことだった。妻なしの人生は考えられなかったからだ。

ソニーの苦しみはいよいよ極まり、ホスピスの入院病棟への移送を必要とするほどになった。夫婦ともに衰弱してはいたがお互いに頼り合い、相手なしにはいられない。そこでジョーンも彼と一緒に入院病棟へ運ばれた。通常の手続きの例外措置として、夫婦は同室でベッドを並べ、そこでも手を握ることができた。

ジョーンとソニーの結婚記念日は、ふたりにとって神聖なものだ。ソニーがホスピスに入って二、三日ほどでその日が来たが、ジョーンはふたりで祝うのはそれが最後かもしれないと気にしていた。記念日にこだわるのは彼女で、相変わらずソニーは従うほうだった。二〇一六年六月三日、記念日には友人たちや家族がホスピスに集まってともに祝った。スタッフもそれに加わった。

祝賀が終わると、ジョーンは夫とふたりきりにしてほしいと言った。娘が部屋に戻るとジョーンは泣いていた。彼女は夫に「もう逝っていいのよ」と伝えたという。

それから二十四時間のうちにソニーは安らかに亡くなった。花嫁を「死がふたりを分かつまで」讃え、愛し、大切にすると誓ってからちょうど五十七年後のその日に。

ジョーンとソニーの物語はこれでおしまいではない。ソニーが亡くなってからジョーンの健康状態は急速に悪化したが、家族の付き添いと終末期体験の助けで、ソニーの喪失による深い心の痛手は癒された。

ジョーンがホスピスから自宅に戻っても、夢の中でソニーは生きつづけた。リサと家族はいく晩も、ジョーンが亡き夫に呼びかけるのを耳にした。「迎えに来てちょうだい。会いたいの！　ソニー、早く来て！」

そんな夢の衝撃によって目が覚めた彼女は、部屋の中にソニーがいるのがはっきりと見えると言うことがあった。

ジョーンとソニーのストーリーは、終末期の夢とヴィジョンが濃密な出会いの場になった好例だ。ソニーの死後二か月生きたジョーンは、ひとときも彼の元を離れなかった。毎晩のように彼に声をかけ、毎日ヴィジョンを見つづけたのだ。

第3章でふれた八十九歳のビバリーもジョーンと同じく、四十九年間人生をともにした夫の元へと帰る夢を体験していた。ハンサムで身ぎれいなスコットランド移民の男に出会ったのは彼女が二十歳のときで、すっかり心を奪われた。それは一目惚れで、ふたりは出会って一年たたずに結婚した。夫の音楽とダンスの趣味に強く影響されて、彼女も一緒に社交ダンスにのめり込み、結婚生活の最後までそれは続いた。

ダンス競技会では、お似合いのカップルだった両親の脚運びを見ようと人々が押し寄せたものだと、娘のスーザンは誇らしげに回想する。ふたりは、親密な間柄とふたりの人生の愛のかたちを、ダンスと派手な衣装で再現して見せたのだ。

ビバリーの夢は最後に、ふたりがペアで優秀な成績を収めたダンスフロアへと連れ戻した。彼女は魂の伴侶としっかりと抱き合い、うっとりするような音楽のリズムに合わせて踊っていた。その夢について語るだけで、彼女の顔は幸福に輝いた。

控え目な母親で日中は事務員として働いた彼女が、夜にはきっちり盛装して派手な社交ダンス界で活躍したことを想像するだけで、私は微笑みを抑えきれない。それは、映画の中でしか見られないような、変身と秘められた人生の夢物語なのだ。

それでも、ビバリーの夢とヴィジョンのすべてが明らかになったわけではない。ビバリーは実の母親とのくわしい過去を最後まで話してくれなかったからだ。彼女の母親は非常に要求の強い人で、娘を動作が遅く不器用だとバカにして笑った。ビバリーのダンスの夢は、その恥ずかしい過去の記憶を修正する働きをしていることが見えてきた。

不器用だった小太りの少女が、「ビルの腕の中で王女様になった気分」と自分で言うように、自信に満ちたエレガントな女性に変身したのだ。ダンスの光景は、夫と分かち合った愛を可視化しただけではなく、母親からのはずかしめで壊された自己愛と自己の尊厳を回復するしるしになった。

パトリシアの夫とクロスワードをしたヴィジョンのように、ビバリーのダンスの夢は自信と自己調和を支えた夫婦の愛のあらわれだった。相手を愛することで愛し合えるようになり、ふたりの愛がひとつになって最高の愛に育っていく。パトリシアとビバリーはふたりとも、終末期体験を通して真の愛のあり方、最良の愛の形に帰っていった。

ビバリーの夫ビルは、若くして六十八歳で亡くなった。ビバリーは未亡人となり、残りの人生で「私は奪われた」と嘆いていた。しかしベッドの中で、二十年抱えてきたその虚しさが、親しみに満ちたかつての愛情によって満たされるのを知った。希望に満ちた再会が孤独に代わったのだ。死の直前の夢が、彼女の強い愛情を蘇らせ、しっかりした支えとなった。

終末期体験の影響はそこで終わらなかった。パトリシアはそれを、「池に波紋を広げる一滴」とぴったり表現した。あるときは子ども、あるときは親の愛が、自分以外の人にとって何が重要で何が響くのかを知らせてくれる。

終末期体験はお互いの人生と、それを超えたつながりをあらわす。患者の夢やヴィジョンが見せてくれた愛は、人から与えられた愛以上に大きく育ち、夢の世界から目覚めている現実へと戻ってくる。

ふたりの間に生まれた愛は、そこで終わらない。それはほかの人々の人生や世代へと伝わっていき、ふたりが生きている間だけで終わることはない。それは互いへの日々の気づかい、無私の行動、思いやりの言葉によって継続し、その積み重なりがともに築いた何千もの日々を超えて、ふたりをありのままの自分に返らせるのだ。

スーザンの母親への愛は、両親をすっかりもとの関係性に戻した。ビバリーはその一年前に余命宣告を受けて、娘の自宅でホスピスのケアを受けることになった。最後の数か月を過ごしたふたりの女性の親密さこそ、ビバリーとビルのラブストーリーから受け継いだ大切な遺産だった。母と娘が血縁ではなかったことが、ビバリーにとって重要な意味をもっていた。

ふたりは子どもをもてないとわかったとき、養子を受け入れることに決めた。彼らは当時住んでいたクリーブランドのカトリックの孤児院を訪ね、言いあらわせない不安と喜びを抱きつつ、望みと期待を未来へと運んでくれる子どもの選び方を思案していた。

ふたりは期待を胸に、親の常として、目に輝きのあるふっくらとしたバラ色の頬の、健康で元気そうな男の子に目をとめた。養父母の資格審査を受け、許可が下りて数週間後に、ふたりはそのにこやかな男の子を孤児院から連れ帰った。スーザンの兄となるスコットである。

ビバリーは望んでいた育児への思いにときめいたが、そのうち病気などで彼女が養子に選ばなかった子どもたちの眼差しの記憶に悩まされるようになった。彼女は、子ども自身の責任ではない見た目で養子を選んだことに自責の念を覚えた。

経済的にも精神的にももうひとり養育する余裕があった彼女とビルは、スコットが三歳になったときに孤児院を再訪し、以前とは逆に、その棟で一番健康状態が劣り愛を必要としていると思える子どもを選んだ。それがスーザンだった。

スーザンは、レイプの被害に会い、食を断つことで堕胎しようとした十七歳の女性から生まれた。その結果未熟児となり、治療が必要な状態で、九か月を迎える前に二度の腹部の手術を受けた。それから彼女は数回の照会を受けたが、医療的ケアが必要な子どもを養子にとろうとする者はいなかった。

スーザンは、母親が自分を養子にした経緯を語ったのをよく憶えている。私は幸運にも、ビバリー自身が夫に「虚ろな目をしたあの子にしましょうよ。あの子には私たちが必要よ」と言ったのを思い出した瞬間に立ち会えた。彼女は一呼吸おいてスーザンを指さし、「今の私にはこの子が必要なの」と言った。頼りにし合う親子の間で、まったく自然に役割の逆転を彼女が告白したことに、私は感動を覚えた。実際にそれは極めて自然だった。

スーザンは養子縁組直後の家族写真を出してきた。よく写っている一枚の中で、ビバリーはわんぱくな感じのカウボーイハットをかぶった三歳のスコットを抱き、スーザンは母親の温かな抱擁にそぐわない無表情で虚ろな瞳をしていた。

写真を見せながらスーザンは、幼少時のトラウマと放棄された負の体験を忘れたかのように、あふれるほどの愛情を注がれた記憶を話してくれた。彼女はいつでも自分を「世界でいちばん幸運な娘」と思っていた。

スーザンの言葉通り、それは家族という贈り物を手にするための回り道だったが、私は偶然にしても運よく、人生が重要な転機を迎える場面を語るのに遭遇したのだ。スーザンと兄のスコットを、最高のタイミングで、ふさわしい両親のもとへ連れて来たのは運命だった。戦争で荒廃したポーランドで育った少年が、少女の手を握って救い出した一九四二年の出来事を引き起こしたのも、同じく運命と歴史だった。

よく、もとの場所に帰って来ると言うが、それがビバリーの人生にも当てはまる。かつて引き取った病気がちの少女の愛をこめた介護を受けながら、彼女は亡くなった。ビバリーの無私の行為が、人生の終わりに愛と思いやりの形で返ってきたのだ。それによって、夢とヴィジョンを安心して体験できる場が与えられた。

終末期の体験は、愛が生まれ、育ち、回復する筋道の全体を見せてくれる。それは、生きている間だけではなく、死後まで続く愛の表現だ。その体験は、人間のつながりのプロセスを結晶化して見せ、愛はふたりの間だけに限定されず期限もないことを教えてくれる。

ジョーンとソニーの娘であるリサは、母親の終末期体験が自分をはじめ悲嘆にくれる家族にとっても父の愛を蘇らせたと話してくれた。実際に、彼女は母親が亡くなったとき初めて、父のソニーの死を悲しめるようになった。娘の喪失感は、父の死自体よりも、母の死によって父親の記憶をとどめる人がいなくなったことで生まれた。

それでも、両親の死からずいぶんたっても家族が悲しみのプロセスをたどれたのは、ジョーンの終末期体験の影響のおかげだった。ソニーとジョーンが生きているときも死んだ後も離れないとわかり、リサの喪失感は癒された。

＊　＊　＊

リサと同じくベニーの娘モーリンも、パートナーの思いやりと悲しみをともに育む愛情を知っていた。彼女もこの数年、多くの人を介護してきた。義理の父母の世話をし、その三年前には実の母親のグロリアを看取り、最後に心臓疾患の実の父親を看取った。

私は、ベニーが自分の娘と義理の息子の付き添いで自宅に戻った後、訪ねたことを憶えている。「ベニーは眠っています」、ドアを開けるとモーリンはすまなそうに告げた。私はその部屋の雰囲気が暖かく心地良いことに感動を覚えた。彼女は、父親が使いやすいように部屋を改修していた。

以前も見たが、亡くなっていく家族が便利で心地よく過ごせるよう、居間や家族の部屋がすっかり模様替えされることがある。車椅子が通れるように、家具が部屋の隅に寄せられたり、居間が当人のお気に入りの品やその場に不釣り合いな長椅子で埋めつくされることもあった。ジョーンとソニーの場合には、病院用のベッドが家族の部屋の中央に、テレビを見やすい角度に置かれていた。

ベニーの若いころの写真を部屋中に飾るのも、モーリン流の居室の整え方だった。それらは一九四〇年代の終わりから五〇年代にかけての額装された記憶のギャラリーであり、あらゆる壁を覆いつくしていた。

写真はほとんどがベニーの妻のグロリアだった。初めての聖餐式、結婚式、最初の子の洗礼式、さまざまな機会にいろいろなポーズで撮った日常の家族写真などだ。それはモーリンというよりベニーの思い出である。モーリン自身の結婚式の写真は、ベニーが座る椅子の後ろの壁の、彼から見えないところに掛けられている。それは、鮮やかな色彩と新しい世代の今風の衣装をまとった写真だ。

生涯の終わりに子どもに返る老いた親をケアするとき、役割の逆転が起こる。その時期に必要なのは子が親代わりになるだけではなく、死が近づく人自身を中心にすることだ。モーリンは誰よりもそれを承知していた。彼女は、病と衰弱によって父親の認知能力が弱められていることを知っていた。

彼が新たな経験によって新しい記憶を形成できたのは、はるか昔の話だ。今や彼に残っているのは、何十年も前の記憶と終末期の体験だけであり、彼はそれらの中に生きていた。朝食に食べたものは忘れても、初デートの妻のドレスの色は思い出せた。今の出来事は把握できなくても、過去の記憶はみずみずしく、そのころの自分の存在感のほうが現実になっていった。一種のタイムカプセルのように、そこで彼は居心地の良かった時期を生き、思い出せばすぐに大昔の記憶を蘇らせることができた。

だからこそモーリンは、ベニーが若かったころの写真や家具を周囲に置いたのだ。それがベニーの現実への絆だった。すべてを現在に集約することで、ベニーの心の中心に残った唯一の現実、若者時代と結婚生活を再び創り出したのだ。そうしてベニーが使いやすいように改修するだけではなく、時間旅行の演出によって、今でも懐かしい思い出を彼が楽しめるようお膳立てした。

ある日モーリンは、父が母の写真の一枚を見ながら今にも彼女が答えるかのように話しかけている姿を見て、自分がしたことが正しかったと確信した。モーリンは父親がただ死んでいくのではなく、生きていることを実感できる時間と場所に戻したのだ。

介護のために整えた空間によって、モーリンも自分自身を見出し、生き直す機会をもった。「多くの可能性を信じ、人生を愛し、勤勉で、心をつくして人を支えた」その人を、より深く理解できるようになり、彼女は感謝した。彼女は父の過去、名声、多くの人が認める品位を改めて知ることができた。

またベニーの介護によって、彼女は自分の価値を見直した。愛が永遠に続くことを実感し、父の介護のために手際よくこなした日常的な役割や雑用の重要性を知ったのだ。担当医からは長くても半年と言われたが、その日は難なく超えたと彼女は誇らしげに言った。それは三年前のことだ。

あまりに緻密に織り込まれた愛の織物にまぎれ、お互いの絆のすばらしさに気づかない家族もいる。日常の中で起こる特別な出来事、雪の中に描かれたハートの温かさに気づくには、外からの眼差しが必要だ。

終末期体験は日常の暮らしの恵みに気づく機会を与えてくれる。パトリシアが言うように、「この瞬間が最後」かもしれない。それが、生涯を歩み、永遠に達し、今に帰ってくるラブストーリーの背景になる。

人生でもっとも意味あることは、母、父、子ども、連れ合い、ペットなど愛する人やものとの「ささいな出来事」やそこから受け取る愛の中にある。その愛の源は八十年前、あるいは二十年前の出来事かもしれない。けれど母親が行ってらっしゃいと言ったときの、父親が学校帰りに待っていてくれたときの本当の意味を、子どものころはほとんど考えなかっただろう。見過ごしていた大切なこと、ほかのことに忙しくて忘れていたことなど、終末期体験はそれらの瞬間を光で照らし出す。その体験を通して死の意味づけが変わる。最後の言葉や喪失した愛よりも、強くなった自分と、お互いの人生の間に生まれた永遠の絆によって。

ジョーン、ビバリー、パトリシア、そしてベニーは、連れ合いに先立たれた後、人生の終わりまでただ生きていたのではなかった。彼らの心には愛と誠実さがあふれ、お互いにしっかりとした絆で結ばれながら、自己実現を遂げていったのである。終末期の夢によって彼らは、衰えた肉体を超えて、愛を生み出しながら「限界を超えて生きる」場へといざなわれたのだ。

CHAPTER

7

死を語る子どもの言葉

私がジェシカに出会ったとき、彼女はまだ十三歳だった。死にゆく子どもにどう対処したらいいのか、私にはわからなかった。正直なところ知りたくもなかった。ホスピスでの子どもの緩和ケア、人生の始まりにそれを閉じねばならない残酷な不条理と小児医療への強い抵抗感が相まって、それは私には極度に不相応な役割としか思えなかった。

子どもの苦しみに接すると私はいつも混乱し、医師としての自信を失った。その感情はふたりの幼い娘の父親であることと切り離せない。

ジェシカと初めて顔を合わせたとき、私は彼女の担当にふさわしくない、まして医師としては不適格だと感じた。診断名は、骨肉腫の中でも稀な悪性のユーイング肉腫だ。宣告を受けて三年後、彼女は私にとって初めての「小児科のホスピス患者」になった。その言い方は、子どもの死の現実に接した医師たちが、精神的なショックを緩和するために使う表現である。

それが感情的な反応だと知ったうえで専門的な医療を施したところで、不安が消えるわけではないと思った。その通りだろう。実際そうだったからだ。不安を消す必要もなかった。彼女が期待するだろう医師として病室に入ったとき、どんなに高度な専門的医療も彼女の純粋無垢な知恵にはかなわないことがすぐにわかった。

耐え難くなるような辛い会話に身構えていた私が予想に反して出会ったのは、楽しい毎日や、母親やペットや夢について話す目を輝かせた少女だった。ジェシカは未来のない人生を嘆くことも、手に入らないだろう仕事や子どもについて口にすることもなかった。過去のことでくよくよせず、後悔や可能性の喪失など、大人が悩むような想像もしなかった。今という瞬間を生きるのに忙しく、病気による痛みや治療の副作用にもかかわらず、母親が思う通りのいつも快活でやさしい少女だった。

彼女は、最近死んだ飼い犬のシャドウが元気に歩きまわる夢を見て、美しいその世界に強く惹かれていた。そして目標である九学年に進級することばかり考えていた。まわりの同級生と同じく、子どもらしく振る舞うことを望んでいたのだ。話が死に触れることがあっても、それはたまたまだった。

しかし、それにはさらに先があったのだ。

子どもたちは死を描写する言葉をほとんどもたない。死の運命をあらわす言葉を知らないのだ。ましてそれと「闘う」考えなど。不治の病をもって生き抜くことを「戦争」になぞらえることがあるが、子どもにその表現はまったく当てはまらない。子どもは死と闘ったりしないのだ。

子どもは、一瞬一瞬が最期ではなく、ずっと続くかのように生きている。受容は努力して達成すべきものではない。子どもは受容を生き、受容をすでに実現しているのだから。

ジェシカも母親のクリスティンも、診断時に予後や生存率についての説明は受けなかったし、彼女たちのほうからも聞かなかった。ジェシカは死に向かいつつ、迫りくるその死を明確に自覚して生きていた。はっきりと言う者はいなかったが、彼女はただ知っていたのだ。

子どもたちは差し迫る死を直感している。大人には当たり前の否認が、子どもには見られない。死にゆく多くの子どもと同じく、ジェシカは自分が言う以上、または教えられた以上に理解していた。説明されなくても、夢やヴィジョンがそれを示していたのだ。夢は際立った色調と質感で、迫りくる死を予感させただけでなく、愛を実感させた。

子どもの終末期体験でも、大人の場合と同じように愛する存在が帰ってくる。違うのは、すでに亡き人たちと直接会ったことがないということだ。その結果、もっとも愛された相手で死のときに戻ってくるのは、多くの場合かわいがったペットになる。最期が近づくにつれ、ジェシカの夢やヴィジョンに頻繁に登場するようになったのは、飼い犬シャドウと母親の友人で亡くなったメアリーだった。

子どもたちの人生は大人と違って短いので、動物は生涯の友だちと同じだ。ペットは子どもの誕生前に飼いはじめられることが多く、もともと家族の一員とみなされている。子どもから見ると人間と動物の差は小さく、無意識的にもそうなのだろう。

子どもにとっては動物との関係が、人と関わり、世話し、愛を学ぶ機会をつくり、生き物に寿命があることを初めて知る体験になる。ジェシカのシャドウへの言葉から、彼女にとって飼い犬が本当の家族だったことがわかる。

「とても仲良かったの、嫌なこともよくあったけど。年中お尻をつつかれてたから。それでも好きだったけどね」

シャドウは動作がのろく、物欲しそうでときにうっとうしい、三十キロほどの黒いラブラドールの雑種だった。彼女は母親と並んでその犬を頼りにしていた。

落ち着いて強い意志のあるその少女の記憶は、今も私の胸に刻まれている。彼女は長椅子に脚を組んで座り、手を膝に置いて淡々と私の質問に答えていた。

「見る夢は、良い夢ばかり」。ジェシカは拍子抜けするほど率直に話す。インタビューをドキュメンタリーに収めるために来た撮影隊の前でも、そのあけすけな言い方は少しも変わらなかった。

私の質問は、どちらかと言えば予想可能なものばかりだった。ふだん通りの健康状態や毎日の習慣、睡眠や心理状態などだ。ジェシカはいつもと同じく禅僧のように腰かけ、集中力を途切れさせず私の面目を保った。ていねいによく考え、一つひとつの質問に答えていた。

「死んだシャドウの夢を見るの。シャドウはすてきな場所で楽しそうに走りまわっている。でもどこかへ行ってもう会えない。それが犬の言葉でさようならだったと思う。ときどき会いに来てくれるけど、私に大丈夫って言ってるみたい。ここは安全だって」

ジェシカは、シャドウが夢の中で戻ってきたのを、「愛のあらわれ」だとすぐに察知した。犬は死への先導者ではなくその探索者であり、彼女の終末期の旅に必要な愛と支えを携えて戻ってきたのだ。

彼女と死について正面から話すことの恐れは、完全に的外れだとわかった。彼女はすでに終末期の夢の中で解決の道を見出し、夢によって必要とした答えを得たのだから。

ジェシカに出会う前の私は、死の理解を助けるために、子どもには絵を描いてあげることが必要だと思っていた。簡単な言葉や絵などで、年齢に応じた工夫をするほうがいいと判断したのだ。しかしその気づかいは、子どもの終末期体験の現実を無視した、彼らを甘く見た態度だったようだ。

驚いたことに、私の想像をはるかに超えて子どものほうが死をよく理解していた。大人が普通なら嘆き悲しむ場面を、ジェシカは喜び、色彩、温かみ、安心などをともなうイメージでとらえていた。私たちが別れと感じることを、シャドウに導かれて愛が戻ってきたと理解していたのだ。

夢の中の飼い犬との再会は近づく最期の予兆だったが、彼女には未知への恐れにはならなかった。それどころか、動物の友だちと一緒に、守られた、安全な、よく知ったところに行けることがわかって、慰めと安心を感じた。子どもの死は大人には想像できないかもしれない。

しかし、こうした夢は子どもたちの体験をイメージするための材料になる。

多くの死にゆく子たちのように、ジェシカにとっても、目前の現実と想像の世界との間にはっきりとした違いはなかった。むしろ彼女は、反復する夢を現実として生きたのだ。彼女自身もどちらが現実なのか、いつもわかっていたわけではない。

「いつもそこで仰向けになって、夢を見直そうとするの。ついさっきまで夢で見ていたことを考える。でも、部屋の中が暗いから恐くなるの。ある晩、ベッドサイドに黒くて長いものがいたんだけど、シャドウだったのね。足を降ろして撫でようとすると、頭をもたげてきたわ。でもそのとたん、消えちゃった」

イメージがあまりにもリアルだったので、手を伸ばして触れようとしたのだ。

その体験を、彼女に説明してみせようとしたことがある。起きているときに現実に混じってくる夢ではないかと。彼女は戸惑ったように、それは違うという表情をした。私はまだ眠りと目覚めを分けていたので、彼女自身の夢の体験にはなじまなかった。

シャドウと何を話したのと聞くと、「何それ！」と十代の子らしいあきれ顔で、「犬はしゃべらないわ」と言った。現実の世界と夢の境界線があいまいになっても、ジェシカの論理的思考力までが破綻していたわけではない。

そのうち私にも、説明などほとんどしなくていいとわかってきた。私はジェシカが病理の専門家と同様の理解で感覚や体験について話すのを、言葉を失い、畏敬の念をもって聞くようになった。

彼女は続いてメアリーのことを話した。彼女の母親の親友で、ジェシカが八歳のとき三十五歳で亡くなった女性だ。

「メアリーはお母さんの大事な友だち。白血病で死んだの。私もすごく仲良かったし、お母さんと一番仲が良かった。私は好きだったな、とってもいい人。お母さんの部屋で見かけたの。階段を上って部屋の中で立ち止まると、目の隅に誰かがカーテンをいじっているのが見えた。メアリーはお気に入りのシャツを着てた。お母さんも間違いなくそれはメアリーだって。彼女は灰色と青のチェックのフランネル地のシャツを着てたと言ったから」

私は夢の中の彼女が、亡くなった人物が歩くのを見てもまったく平静であることに驚いた。そこに母親もいたのかと尋ねた。

「ええいたわ。メアリーは私の方を見なかった。呼んだら振り向く気がした。でもお母さんが驚くから呼ばなかったの」

ジェシカはシングルマザーが産んだひとりっ子だった。それゆえ、自分の死の不安が解消した後も問題が残った。

「お母さんがいないところに行ったら、どうすればいいのかしら?」

母の部屋に代わりに母の親友がいるヴィジョンは、ジェシカの深い安心につながった。彼女は「安心と幸せ」を感じ、「メアリーはすごく強い人。私も自分のことを強いと思う。お母さんはいつも私がメアリーに似ているって言うの」と言った。

ベッドから片時も離れない母のクリスティンは娘に向かって言った。「お前はいつも言っていた、『お母さん、天使を見たの』って。それで眠れたのよね」

「そうね」とジェシカはうなずく。「その後はよく寝られた。安心して、何も恐くなくなったから」

初めジェシカは母親が不安になり驚くのを心配して、メアリーと母親のヴィジョンについて話そうとしなかった。こうした驚くべき無私の心は、死にゆく子どもたちに共通している。後に残る人たちに気くばりせず、残る人たちを守る意志をもたず逝こうとする子どもには、今までほとんど会ったことがない。

ジェシカの夢に登場したおもな配役は一匹とひとりだったが、そのどちらもが謎を演じ、それを解いて見せた。死が解き明かすはずの謎だ。最初に飼い犬が戻って来たのは、ジェシカにもう安心、ひとりじゃないと知らせるためだった。

つぎに、死が迫るにつれ新たな心配が生まれた。母親から離れて自分がどうして生きていけるだろうか。ジェシカは、これまで母親がいない世界を知らなかったので、そんな自分を想像できない。ふたりは一緒に生きてきたが、病気になってからはとくに離れることがなかった。母親に頼りきっていた彼女は、母のいない人生をもっとも恐れていた。

それが言葉にならない深い不安の種だった。しかし、つぎに見たメアリーの夢は、その心配に真正面から働きかけ、解決したのだ。

大人はよく、人生の最期の受容を死の受容と結びつけたがる。その先入観をもって、緩和医療の医師の仕事が、患者に人生の最期を受け入れさせることだと思っている人も多い。しかしそうとは限らない。死は、けっしてホスピスの緩和ケアの結末ではないのだ。それどころか死は始まりなのである。

患者に「おかげんはどうですか?」「大丈夫そうですか?」「不安はないですか?」と聞くのは、答えを求めるよりも相手がどんな体験をしているのか知るためだ。患者の終末期の夢は、そうした体験を知るために重要な役割をはたしている。夢は終わりでも目的地でもない。夢は人が意図的につくったものでない。だからこそ、私たちの探究のツールになったのだ。

ジェシカに会うまでは、子どもが自分の力で死に向き合えるとは想像もできなかった。まだ未熟な子どもの思考力に終末期の話が通じるとは思えなかったし、深い対話の可能性を認めることができなかった。

ジェシカには、想像を超えた死に対する洞察があった。彼女は私が与えられなかった関係の創造や抽象化、結論をみずから生み出し、そこには私の説明や注釈はいっさい不要だった。私はただ聴けばよかったのだ。

子どもの純粋さは、その無知を超えてはるか深くまで届く。ジェシカの終末期の体験は、気づかないうちに、彼女自身と援助者たちに想像を超えた世界への学びを与えた。とくにクリスティンが自分ではできなかった〝手放し〟を可能にさせた。クリスティンが手放せたのは娘ではない。彼女が手放したのは自己の執着だった。

母と娘は、語られぬ言葉と精神的な絆を今日までずっと継続してきた。娘の死から六年たっても、クリスティンにはジェシカの存在が感じられた。彼女は今でも休日のたびに家の中を飾りたてる。「ジェシカならきっとこうする」と言いながら。

クリスティンは、娘が小さいころから飼っていた、太った甘えん坊のオレンジ色の猫ルルの面倒をよく見た。猫の首輪には、ジェシカが以前つけた滑稽な飾りがまだ残っている。

彼女は、二〇一〇年九月一三日の月曜日にジェシカが着ていた服をまだ憶えている。衝撃的な診断を受けた日だ。そして、その後に続く貴重な二年と半年と四日間の娘との記憶に微笑むのだ。

クリスティンは執着を手放したかもしれないが、それ以上は求めなかった。その必要はないだろう。親はみなそうだと思う。未来へ進まなくても受容はできるし、未来へ進めば受容できるわけでもない。死で離ればなれになっても、子どもとの関係は何ひとつ失われない。それに取って代わるものはないのだ。

クリスティンは、ジェシカが残した力強さと寛大さという贈り物を放さず、それらを抱いて生きつづけた。何年もたってから私はクリスティンに会いに行った。すばらしかった娘との思い出に触れたとき、彼女は娘の死の直後の思い出を語る自分自身に、信じられないほどの強さと能力を認めて驚かずにはいられなかった。

「この母親っていったい？」と漏らした彼女に、私は「ジェシカのお母さんですよ」と迷うことなく言った。

親が親になれるのは、多くの場合、子どものおかげだ。

勇敢な母親ミッシェルもまた、わが子が病気にかかって介護が必要になるまで、自身の強さに気づかなかった。不治の病に「闘病」という戦争のたとえは似合わないが、死にゆく子の親には深い意味をもつことがある。

想像を超えた悲しみの中で、わが子が死への猶予期間を精一杯生きられるよう支えた、勇気ある親たちのことを私は知っている。私は、死自体より死ぬまでの生き方が大事だという視点が不足している現代医療のあり方に対抗する親たちを見てきた。私は、勝利ではなく笑顔とその生き方によって、苦しさを増す闘いに耐えぬく親たちを見てきた。

ジニーという愛称のヴァージニア・ローズは、実年齢の半分にしか見えなかった。彼女の発育不良は、十年前にかかった白血病のために、脳全体に行った放射線治療の副作用の結果であった。もうひとつの予想外の病気が脳腫瘍だった。当初それは、進行の遅い低悪性度のがんと誤って診断された。

彼女が十四歳と半年のとき、家族は白血病から回復して十年を祝う準備をしていた。ジニーの母親ミッシェルは、日頃の勇気を奮い起こし、二回目のがんの診断に続く長い闘いに向けて気持ちを引き締めた。数か月のうちに、彼女はわが子の症状が予想以上に速く悪化しているのを知り、状況が見通せなくなった。ジニーの神経系統に起こっている症状の悪化が病気から来るのか治療の副作用なのか、治らないのか改善しうるのかの区別も定かではない。

ミッシェルは、正確に発音さえできないその病気の実体も知らなかった。本当は知りたくはなかったのだ、わが子が死んでいくという事実を。母としての本能は察知していたが、誰もはっきりとしたことを彼女に教えなかった。

彼女は病気の実態や経過をどう理解していいか、わからなくなっていた。地図のない旅で道に迷い、現代医療の悪循環に振りまわされて嘆いた。何より彼女に必要だった、自由で忌憚《きたん》のないコミュニケーションをさせてくれなかったからだ。

ミッシェルはとうとう弱っていく娘を病院に連れて行き、頑としてそこを動かなかった。

「子どもがいったいどうなっているのか、聞くまでここを動かないわ」

私が会ってきた多くの親たちのように、彼女はあいまいであることに耐えきれなくなり、答えを知りたくて、死にゆくわが子を診療より先に救急医療室に運び込んだ。親が耐えがたいのは、病気の事実を知らないことより、助言や指示がもらえないことなのだ。

運命のその日、ミッシェルはジニーを病院に連れて行き、子どもに代わって質問をしたが、それが非常勤の医師の反感を買った。彼の診察の答えのあいまいさに強く抗議した彼女に、返ってくると期待した心ある言葉の代わりに、その医師はいらだちまぎれに三枚の医学論文を投げ出した。

書類を拾った彼女は、医学的な専門用語の間に、いかなる親も前置きなく読むべきではない衝撃的な事実を目にした。ジニーが患っていたのは、最初の診断とは異なるタイプの膠芽腫《こうがしゅ》という難治性の脳腫瘍だったのだ。

込み入った病理学の診断は微妙なものだが、二番目に出された結果は人生を激変させた。病名には間違いの可能性もあったが、ミッシェルが乗り越えられる前提で取り組んでいた娘の病気は、最終的に不治の病とわかった。

現代医療は、高度な技法による専門の治療の流れ作業に似ている。役割を細分化するあまり、運命を嘆く家族は憶測の中に置き去りにされるのだ。

外科医で著述家のアトゥール・ガワンデは、その著書『死すべき定め』の中で、「医療科学は、死について何世紀にもわたる時代遅れの経験、伝統、用語を提供しつづけ、『いかに死すべきか』という新たな難題を作り出した」と書いている。[*23]

現代の医療は、患者自身の事情とは関係なく細切れにされた形で提供されている。肉体組織は部分ごとに治療され、患者の人間性は無視されることが多い。最高の技術を誇る医療は、親たちに死にゆく子どもに起こっていることをていねいに説明し、子どもの最期に安らぎをもたらし、その時に備えられるようにすることを怠っている。

ジニーへの二回の診断の間に、彼女は希望を抱かせるものと、希望を打ち砕くような脳外科手術を数回受けた。その手術によって神経系が損なわれ、左半身の完全な麻痺が残った。また術後にかかった頭部の感染症は治癒不可能なものだった。抗生物質を連続的に投与しても、免疫系が損傷しているので、頭蓋骨を覆う頭皮への感染の拡大は治まらなかった。

そうした過酷な症状に苦しむカルテに記されたジニーと、私が出会って知るようになったジニーとは別人だった。ミッシェルの娘である私たちの記憶の中の愛すべきジニーは、不治のがんと感染症にかかった車椅子の姿では説明できない。

私たちを笑わせ、泣かせるジニーは、合併症により下垂した顔貌をもち、頭部に感染の傷を負いながらも、子どもらしい新鮮な驚きをあらわす少女だ。ミッシェルによればジニーは、認知機能が損なわれても、前頭部の放射線治療の副作用があっても、「何でも貪欲に学ぶ」ことをやめなかった。

十代の同じ年頃の子どもたちのように、ジニーは流行のポピュラーソングや歌手、ティーンのアイドルや娯楽情報のチェックに余念がなかった。腫れあがった頭の傷をおしゃれに隠していたカラフルなバンダナは、彼女の日常的なファッションの自己主張だった。重要な症状について私が聞くと、ジニーはまるで何でもないかのように「そうね、私かわいいでしょ」と満面の輝かしい笑みで返してくる。

私は、彼女が母親や継父や兄弟と住んでいた、住み心地の良さそうな郊外の家を覚えている。彼女の部屋はアメリカのティーンエイジャー特有の好みで埋めつくされていた。患者用のベッド、薬剤を置く金属製のトレイ、部屋の隅のポータブルトイレは別として。

そこには二匹の魚を入れた水槽があり、ディズニー映画「ファインディング・ニモ」に出てくる海の生き物のぬいぐるみは残らずもっていた。ベッドルームの壁は、若者のバンド、ワン・ダイレクションのポスターで埋めつくされている。彼女は楽しそうにティーンに大人気のヒットソングを口ずさみ、とりわけジャスティン・ビーバーとショーン・メンデスに御執心だった。カナダ人ばかりが好きなんだねとからかうと、彼女はにっこりとした。私もそうだからだ。

ジニーは、真夜中に目覚めてときおり目にする、身辺にちらつく影について話してくれた。ある夢の後で、いつもは怯《おび》えていたその影にかえって慰められるようになったという。それはMRIの中での体験だった。パルス音のする装置の中で眠りに落ち、最近亡くなった好きだった叔母ミミの映像を見た。ジニーもジェシカのように、死を的確にあらわす言葉を知らなかった。そこで、すでに知っている言葉とイメージにもとづいて新たな現実を描いたのだ。

夢の中で叔母はお城に住んでいて、「窓の中の赤ちゃんに陽が当たっている」のが見えた。苦痛のない世界への再生を象徴する、それ以上に美しくてふさわしい光景はないだろう。励ましと無限の安心に満ちたその場面には、温かみと明るさがあった。

ジニーはそのお城が、ミミおばさんとやはり最近亡くなった祖母のローズの「安全な場所」だと言った。彼女はミミが自分を抱きしめ、「あなたは戻ってそこで闘いなさい」と耳元で囁《ささや》くのを感じた。

ジニーはがんになる前、泳ぐことが好きで、夢のお城にもプールがあった。プールは健康だったころの喜びだった活動の象徴だった。またそこは、今まで会い、愛し、失った、たくさんの動物たちでいっぱいだった。犬、猫、鳥などが入れ代わり立ち代わりあらわれ、健やかな姿で動きまわっていた。

MRIから目覚めると、彼女はかなり興奮した様子で母親に言った。「私はもう大丈夫、ひとりじゃないもの」

ジニーもジェシカも心の世界の中で、現実から得られなかったこと——まるごとの自分を取り戻したのだ。かつて死んだが生き返った動物たちの登場は、健康回復の兆しとなり、彼女たちに安心とくつろぎと愛をもたらした。

ジニーもジェシカのように、自分が生まれて死ぬまでの人生を後にして、死者の住む世界へ赴こうとしているのを知っていた。夢がそれを雄弁に示した。症状が進行するにつれて夢見の頻度は増え、死んだ動物やペットたちが「お城」で健康を取り戻し、自由を謳歌するのをよく見るようになった。

忍び寄る死への不安は、もうひとつの世界に住む病気から解放された存在による確かな愛に溶け込んでいった。無条件の愛と受容をくれた、思い出のペットたちのヴィジョンのように。ジニーには大人の言葉は必要なかったが、私たちの気持ちは理解していたろう。それを、遠まわしに好きな歌によって知らせていたからだ。

好きな歌を尋ねるとジニーはタイトルを言うのだが、私は彼女の世代が好きな音楽への無知をさらすしかなかった。そうすると彼女はやさしくほかの話題に切り換えてくれる。

ジニーが亡くなって一年半後、彼女が好きだった歌を改めて聴いてみた。ショーン・メンデスの「スティッチズ」だ。それは、報われない愛で負わされた心の傷の歌だ。ジニーは歌詞をそっくり暗記していた。私が歌の言葉の意味を理解しはじめたとき、どんな科学や医療の言葉よりも、メンデスのほうがジニーの心をよく表現していたことを悟った。

前にも傷ついたことはあったけど
こんなに傷ついたのは　初めて
誰か　ぼくの息を吹き返させて
このまま落ちて行く気がする……
傷を縫わなきゃならないよ
自分自身につまずいた
心が痛む
助けてほしいと君に乞う

くり返しのフレーズはさらに痛切だ。

針と糸で
君のことを忘れよう

針と糸で
そうでなければ生きられない

私は言葉を失った。子どもの考えは基本的にたいしたものではないだろうと思っていた。だがそれは狭い考えだった。十六歳になっていたジニーは子どもと大人の中間で、死に対する考えもその両方の領域から影響を受けていた。彼女は世離れしたお城の夢を見ながら、現実の痛みを歌っていた。いつか傷口を縫って、傷がすっかり癒えるときが来る望みを捨てなかったのだ。

母親のミッシェルは、ジニーに死のことを一度も話さなかった。その必要はなかった。亡くなる六週間前、ジニーは母親にメールを送った。「私死にたいの。もう良くならないと思う」

彼女は、母親が必死で押し隠していた事実にはっきりと気づいていた。真実への気づきをあらわすのは、その一言だけではなかった。ほかにも映画、歌、夢などがそろって、想像を超えた彼女の現実の体験の意味を、受け入れようとしない大人やすでに受け入れている彼女自身に知らせていた。

死が迫ってくると、ジニーはおよそ十五分ごとに母親を呼んだ。ある日、娘の部屋に設置したカメラの遠隔モニターがあるキッチンに戻ってきたミッシェルは、ジニーが嬉しそうに誰かと話しているのを聞いた。ベッドルームに取って返し、誰と話していたのか聞くと「神様」と答えた。「年とっているけど、かわいい人なのよ」と言う。それでも、宗教とも教会とも無縁な家庭に育った子どもらしく付け加えた。「もう病気じゃなくなるわ。知ってるわよね、これから行くところ。お城に住むの」

神様と話してから、ジニーは母親を何度も呼び出すのをやめた。癒しの源が豊かな心の世界へと移行したのだ。以前そのことを話してくれたが、今やその必要もなかった。翌日見かけたジニーは、落ち着いて心地よさそうに見えた。それから四日後に彼女は逝った。

ジニーのことはたびたび思い出すが、サンドラほど忘れがたい子どもはいなかった。シリア人で十六歳の彼女は、家族と一緒にごく最近アメリカに移住してきたばかりだった。若い彼女の両親は、十三年前に難民申請をしていた。しかし待望の新居に落ち着いてから半年のうちに、一人っ子の娘が広範囲の転移をともなう骨がんでホスピスに入所することになった。

サンドラの母マリーンと父ハンナは、さまざまな困難がありながら、アメリカへの移住にまだ若いわが子のいのちを救う望みをかけていた。世界でもっとも医療の進歩した国へ運よく移民できたのは、祈りの結果だと深い信仰をもつ両親は信じていた。

その娘サンドラは、頑固な痛みに対処するためロズウェルパーク総合がんセンターからバッファロー・ホスピスに送られてきた。身体的障害と症状の急速な進行によって激しい苦痛に見舞われ、自宅でのケアは困難と見られた。

ホスピスでサンドラは、苦痛のため「痛み止めをください」と言いつづけた。彼女の病状の重さと、それまでに施された疼痛コントロールの無効性に私は愕然《がくぜん》とした。残念ながら終末期のとりわけ小児の患者に対して、医師が投薬を渋りがちな傾向がよく見受けられる。

激しい苦痛に見舞われる患者がそうだが、サンドラは痛みによってＰＴＳＤとは違った種類のトラウマを負っていた。恐れに敏感で、どう体を動かしても必ず痛みに襲われると思っていた。もっともながら、服薬を守っても楽にならないとあきらめていた。それでもサンドラは、故郷に電話もつながらない見知らぬ土地でケアを受けていることに感謝を忘れなかった。

家族がいないのを見計らって、サンドラは強力な鎮静剤を求めてきた。苦しむところを親には見せたくないという理由で「ただ眠る」ための薬を頼んだのだ。病気で消耗しながらも彼女は目覚めて行動するよう努めたが、薬を強くすれば、明晰でいる時間を減らす以外になくなる。私たちが、サンドラの疼痛コントロールを試みると、選んだ薬が功を奏し、彼女は楽になった。初めは意識をなくすほどの処置を求めた彼女だが、「家に帰りたくない」とホスピスにとどまることを望むようになった。

両親と違い、サンドラは流暢に英語を話した。苦痛の激しさを考えれば、彼女にとって何が楽かを考えることが優先になる。自宅は勝ち目のない苦痛が待つところ、愛すべき家ではなく、苦しむ場所だった。

そのとき私は、彼女がすでに事実を知っていることに気づいた。

両親が何とか真実を隠そうとしても、彼女にはわかっていた。親は子どもに死ぬことなど考えてほしくはない。熱心なカトリック信仰をもつ両親でも、ベッドサイドに聖職者が来るのを断ったほどだ。娘が自分の状態に気づくかもしれない。それゆえかわいいわが子には何も話さず、心構えを説くことも、運命を受け入れよと諭すこともなかった。娘がいつまでも元気で、治療の効果と可能性と奇跡を信じつづけることが両親の望みだったのだ。

私には、その思いがどこから来るのか直感的にわかった。サンドラは闘士であり、生まれつき強い人間だった。悲劇的な運命に屈すれば、自分を二度失うことになりかねない。親が望みを捨てない限り、娘にもあきらめてほしくなかった。すべてを犠牲にして、わが子が生きてつかめそうもない幸せを与えようとする両親に、それ以上何かを要請するのは酷だった。

サンドラのベッドサイドには母と父が交代に付き添っていたが、家族の友人であるトニーとレミ兄弟もできる限り足を運び、通訳を務めた。トニーとレミは、アメリカにやってきたハダッド一家に自宅を提供した友人であり、サンドラは彼らの娘同様だった。ふたりは実の親のように、彼女のことを誇らしく人に話していた。兄弟はそろって、自分たちを合わせたより彼女のほうが優秀だとほめちぎった。

私は家族全員と話せる語学力のない自分を悔やんだが、彼らが進んで通訳を試みてくれたことに感謝している。しかし通訳なしでも伝わることがある。たとえば、若い娘とその家族の悲劇、親から子へ、兄弟から姉妹へと伝わる愛情、弱々しくサンドラが返す言葉などは、通訳を必要としなかった。

苦痛がやわらいだときのサンドラは、友人たちや親族が知る屈託のない娘に戻ったかのようだった。快活さと無欲さにあふれた彼女がいなくなれば、世界は光を失うだろう。

サンドラはふたつの文化と言葉の間に生き、踊り、祈りながら、どちらにも溶け込んだ。彼女はシリアでのパーティーの思い出を語り、SNSを開いて写真を見せてくれた。移住に備えて英語を学び、がん病棟に入院した後は、担当の看護師たちに知るかぎりのアラブのダンスを教えた。

ある日治療から戻ったサンドラは、トニーのオープンカーで立ち上がり、両腕を振り上げはしゃいだ声を上げた。そんな彼女を見たトニーは、度を越して無謀なことばかりした若かりし日々を思い出した。

ベッドに寝たきりになったとき、サンドラはトニーの連れ合いのレミを誘ってカードで遊んだ。「レミ、モルヒネを飲んだから、今は遊べる」

サンドラの映像は、驚くようなパラドックスを記録して見せている。彼女はさまざまな催しで、歌に合わせて、ベンチの上で、廊下で、大勢の前で、自宅でひとりでいるときも、どこにいても頭部にバンダナを巻いたまま、青ざめた顔をしながら不自由な腕で踊っていた。サンドラはジェシカやジニーのように、ようやく分別のつく年頃になったのに、死ぬにはあまりにも若すぎた。隠すよう言われてきた真実を明らかにしたのは、彼女たちと同じように、くり返すその夢であった。

夢の中でサンドラは、山を登っていった。頂上にいる天使に会おうとする彼女を妨害するため、下から人々が引きずり降ろそうとする。頂上には十字架が見えた。そこに着けば苦痛から解放される。何度も見たその夢を、彼女はたびたび多くの人に話していた。夢は驚くほど鮮やかだったので、話しながら動揺することもあった。

地上に彼女をつなぎとめるのは激しいその痛みだった。夢はこの世からの解放を意味し、苦痛のない人生を取り戻す約束を演出した。それは医療のケアとはまた別に彼女の生き方を強め、感謝への道を開いたが、夢が本来の彼女に戻したわけではない。

終末期体験によって彼女は束縛から自由になり、肩の荷を降ろし、疑いと身体的な苦痛から解放された世界を創り出した。

信仰心の強い文化に育ったサンドラの夢やヴィジョンに、宗教的な象徴が散在していたのはうなずける。イメージや筋書きは異なっていても、結末はジェシカやジニーと共通している。どのストーリーにも約束と健やかさと温かみがあり、人生の肯定があり、彼女の心には「神の意志」との和解が生まれた。

そのストーリーをベッドで付き添う者に説明するまでもないだろう。家族ぐるみの友人トニーは、夢の話を聞いて、サンドラの両親が何に直面できなかったのかに気づいた。彼はサンドラの死が迫ったことを確信すると、両親の代わりに思いも寄らなかったことに着手した。葬祭の準備だ。

家族にも気づかれず、死の一週間前にサンドラはフェイスブックでさようならのメッセージを流した。シリアの友人たちには、これが「しばらくの間」最後の投稿になると知らせた。投稿欄に残したその言葉は、翻訳を通しても意味がまっすぐに伝わる哀歌だった。

「私は人生を語るにはまだ若いと思う。けれど病気になってから、成長するためにたくさん学んだ。苦しくても、気持ちが沈んでも、できる限り多くの人に喜びを伝える努力をすること。迷って考えてばかりで、いつかそのうちにと言い訳するのはだめ。一日一日を生きる。今という瞬間を。今は二度と戻ってこないし、神の計画はいつ降りかかるかわからないのだから」

サンドラは、私たちの多くがなし得ないことをやり遂げた。さよならを言うにも、みずからの意志で、みずからの言葉で、現代特有のメディアで伝えた。それによって、短い生涯と病気の体験によって積み重ねた知恵を、人々と分かち合ったのだ。信仰の大切さ、生きるすべての瞬間への感謝、そして喜びを伝えるという責任を。

私たちにとって子どもの死は想像することさえ難しいのに、死に直面しても落ち着きはらった子どもたちには驚くしかない。大人の患者同様、子どもの終末期の夢にも、尊厳と安らぎを保ちながら逝くために必要な出来事や人々やペットが登場する。

私たちは、ジェシカやジニー、サンドラに出会う機会を与えられたが、彼女たちの死後には言いあらわせない喪失感が残った。若い死ははたされなかった約束に似て、いつでも悲劇的だ。しかし子どもたちは、残された大人たちが抱えたままの疑いや後悔を乗り越えて進む。子どもたちは、絶望やこの世の苦しみを大人とは共有しない。結局、私たちの恐れは彼らとは関係がないのだ。

子どもたちは、終末を人生の短さと結びつけて語らない。大人が喪失を考えるときにも、お城や天使、忠実な動物たちを見ている。温かさを感じ、旧友と出会い、音楽を聞く。子どもたちは寿命を受け入れ、希望と解放がある世界、不屈の愛が手に入る世界に、私たちにはわからない自分自身の言葉を見出している。

死の入口で子どもたちは、人間性の回復と天の恵みというレッスンを私たちに残していく。しかし残された者は虚しさと苦しみを抱え、子どもの死は依然として理解不能のままだ。そんなときには、子どもたちが大人と違って、意味や赦しにこだわらずに終末期を生きたことを思い出すといい。

エミリー・ディキンソンは、「子どもの信仰はつねに新たである」と見事に言いあらわした。子どもたちは最期の日々をあたかも「まったく疑わずに」生きる。そして子どもたちは「いつもと同じに虹を見る」

私たちができることは、終末期の夢によって、大人の世界が与えられなかった「究極の平安」に出会った三人の娘たちに深い敬意を感じ、みずからの虚しさを癒すことだろう。

CHAPTER

8

それぞれの心で生きる

誤った行いと正しい行いという考えを超えたところに、
ひとつの平原がある。
あなたとそこで会うことにしよう。

――ルーミー
イスラム神秘主義のスーフィズムを代表する詩人、一二〇七～一二七三

本書は、子どもと親、パートナーと兄弟、警察官と犯罪者、忘れ去られた者や孤独な者――多くの声の連なりからなっている。一人ひとりの人生や経験は違っていても、肉体の死だけが最期の瞬間の意味ではないことを、それぞれの生き方が示している。むしろ終末期とは、目覚ましい心理的、精神的な恵みと、前向きで肯定的な心の変容が起こる機会なのだ。

しかし、精神的機能のあり方が通常と違う場合はどうなのだろう？　認知や知覚に障害があり、認知症、精神障害、または「非定型精神病」と分類され、偏見をもたれる人々。彼らの声や物語は隠され、追いやられている。偏見や先入観が、その生き方を制限し、人生の終わりにまで影響を与える。彼らからは、本書で取り上げたような、複雑な精神的変容の機会が奪われ

ているのではないだろうか？

終末期体験の豊かさや達成感は人間らしさのあらわれだが、認知や発達に障害のある人々は蚊帳の外に置かれている。マギーのように軽度の障害でも、進行した認知症のように重度の場合でも、それは変わらない。

マギーは幼少期に脳性麻痺と診断された。脳性麻痺は神経系の障害で、子宮内や出産時の脳の損傷によって引き起こされる。治癒することはないが、通常は加齢とともに悪化することもない。マギーは、自分がまわりの人々と違うと知りつつ、愛されていることを実感しながら長く充実した人生を送った。

彼女は七十五歳のとき、乳がんの化学療法を終わらせることにし、バッファロー・ホスピスに入所した。五十年連れ添った夫も、渋々ながら受け入れた決断だった。彼は妻に闘いを諦めずにいてほしかったが、彼女は無益でやっかいな治療なしに生きたいと望み、いつものようにひとりでためらいなく決断した。

ホスピス入所後彼女は、バッファローの労働者階級の地域で育った幸福な家庭と、子ども時代の「田舎ならではの体験」の記憶をたどりはじめた。

マギーは、ポーランド移民の第一世代であるドロシーとジョージのもとに生まれ、愛と音楽と伝統に浸り、喜びと笑いに満ちた環境で育てられた。彼女の人生は移民コミュニティーと切り離しては考えられない。職業や収入の手段を選択できなかった時代の労働者階級の社会生活は、仲間どうしの支えと助け合いで成り立っていた。

マギーは一九九〇年に成立したアメリカ障害者法の恩恵を受けず、潤沢なサービスや不利な立場にある障害者の権利も知らずに育った。しかし、そうした政策や公的扶助や処置の不在によって、彼女はかえって一般人と区別されず、障害者の枠をはめられることがなかった。自分以外の何者かになるよう強制されず、そのままの自分を尊重されて育ったのだ。そうした環境で彼女は、自分を発揮し、自己を肯定できるようになった。

言葉の不自由さや学習障害という困難を抱えながらも、それによる制限は受けなかった。言葉づかいや会話の仕方が普通と違っても、その声は大切に聴いてもらえた。まわりと違うそうした部分も、豊かな織り物の一部としてコミュニティーに織り込まれ、彼女を人々と結びつけていた。それゆえマギーの人生は自宅だけに閉じこもらずに、近所を散歩しながら幸福な波紋を広げたのだ。彼女を取り巻く「村」は障害にレッテルを貼らず、その複雑さを含めた人間性をまるごと認めていた。

生まれつき障害があり、社会参加の機会に恵まれなくても幸福な人に会うと、私はいつも謙虚な気持ちになる。マギーと一緒にいると死が近いのに、その歯の欠けた晴れやかな笑いと、いたずら好きで気前が良く愉快なふだん通りの彼女の中に、神秘と奇跡が見えてくる。彼女は与えた愛と受け取った愛によって、真の意味での成功をおさめ、自分でもそれを自覚していた。

聞いておきたかった問いがある。「脳性麻痺をもって生きてきた人生は、どうだった？」間髪入れず返ってきたのは、「チーズバス」という言葉だった。それは子どもたちが呼んでいた、障害のある子ども向けの送迎バスの愛称だ。

マギーがそのバスに乗るのを最初に拒んだのは、まだ十二歳のときだった。彼女は学校の行き帰りの片道四十五分ずつを、たとえ雨やみぞれや雪の中であっても歩こうと決めた。彼女は同級生と一緒という意識で育ち、それが彼女をほかとはまったく違った子どもにした。だから、チーズバスなど考えもしなかったのだ。彼女は自尊心のためにみずから歩くという代償を払い、学校への一歩一歩はそれに値する行動だった。

マギーは人と同じである必要はなく、そうなりたいとも思わなかった。彼女は幼少時に与えられた贈り物を失くしたくなかった――身体的欠陥ではなく、人との違いから生まれたアイディンティだ。彼女はわずか十二歳で、違いが祝福となり、独立と相互依存が両立する世界を創造する務めをはたしたのだ。

マギーの終末期体験がチーズバスのエピソードを排除しても、私は驚かなかった。子どものころから彼女は、さまざまな難問を乗り越えてきた。その代わり夢の中で、小さかったころのもっとも幸せな体験ばかりを再現した。それは彼女が八年生で、同級生に教室の窓の方へ手招きされたときの光景だ。

窓からは、祖父が遠くの方で多くの人々を前にアコーディオンを演奏し、喝采を浴びているのが見えた。みんなが手拍子を打ち、踊っていて、つぎからつぎへと参加者が増えていく。目立つ評価を受けたことのない少女には、それが何より大きな勝利だった。そして彼女は、そのように人を楽しませる才をもった老人の孫らしく育ったのだ。

彼女にとってその聴衆は、祖父だけでなく「自分の観客」でもあり、そのことに強い誇りを感じた。何回も夢で見たその光景は、喜びと完璧な一体感を間違いなく与えてくれた。それによって彼女は、自分が親しい人たちと離れることはなく、大事にされていることを心に刻むことができたのだ。

マギーの終末期体験には、家族と近隣の人々に育てられた人生のストーリーだけではなく、生涯を貫いた陽気さと無邪気さがあらわれていた。やがて結婚し、牛が好きだったマギーは、まわりから「モーモーおばあちゃん」と呼ばれるようになった。その新しい愛称を彼女は気に入っていた。

娘のバーニスは、近所の子どもたちが、モーモーおばあちゃんを見つけると駆け寄っては抱っこをねだったのを憶えている。マギーはみんなのために、棒付きアイスキャンディを忘れずに冷やしておき、近所の子どもたちのお母さんであることに満ち足りていた。

マギーの人生を彩った快活さはそのユーモアに反映し、ほかの夢の内容にまで影響をおよぼした。彼女がくり返し見た、部屋を横切って飛ぶ毛布の夢の話を私は憶えている。毛布はやがてどこかに引っかかり、その下から亡くなった両親があらわれる。その夢を話すときの彼女は、きまって無邪気な笑顔を見せた。彼女が笑うのは、夢の中の父親の驚いたような表情が理由だ。彼は人差し指を唇にあて、「まだ会いに来るときじゃない」と囁《ささや》く。「ときが来れば両親とも戻ってくるから」と言い含めて。

マギーはそのヴィジョンは突発的なものだと思っていた。内容は理屈に合わないが、彼女の楽天的な性格や穏やかさは変わらなかった。彼女は人生の終わりに、その始まりに受け取ったのと同じ愛と意味を感じ、安らぎに浸っていた。

亡くなった両親や愛する姉のベスは、マギーの乳がんが重症化してかなり早い段階であらわれた。死の何日か前ではなく何週間も前だ。死が迫った夢の世界で、その愛する人たちの導きで、現実の世界で見出せなかった目的と確信が与えられた。彼らのメッセージは、「まだときは来ていない」、そして「きっと戻ってくる」だった。

驚くべきことに、マギーには彼らが死んだとは思えなかった。大切なのは、彼らの愛と支えが今も変わらず彼女の心に響いていることだ。それは、打ち消せないほど現実的な感覚だった。第3章、第6章でふれたパトリシアとは違い、マギーはみずからの終末期体験を客観的に語ることはなかった。批評的な視点では見なかったのだ。夢はいきいきとした大切な内面的体験だった。思考力が衰弱したときも、心は情熱に燃えていた。インタビュー時の映像の中では、終末期の夢やヴィジョンを彩った鮮やかさや生命力がはっきりと見てとれる。

それは亡くなった姉のベスが戻ってくる夢だった。夢について語りはじめたとき、彼女からは陽気な表情が消え失せ、感情の波に飲み込まれた。「姉が来たとき私はベッドの中にいました。確かに亡くなった姉です」と彼女は言う。

語りながら、マギーの声は苦しそうになり、激しい感情が息を乱した。心に起こったことを語る人たちによくあるように、想像の世界の領域と現実との境界線があいまいになってきた。

夢の中でマギーは姉に懇願した。「ここにいて、私をひとりにしないで」。ベスは答えた。「今はだめ、ここにはいられない」。話しながらこらえきれずにマギーは泣き出した。彼女は姉に頼んだ。「ベス、一緒にいてくれるでしょう？　私寂しいの、ここにいて」

マギーがその場面を再現するとき、時間と距離の感覚は消えていた。両親のやさしい説得と同じく、姉も「それはだめ、今はね。そのうちきっと会えるから」と答えた。夢は、死にゆく妹をなだめる言葉で終わった。「今は休んでいて」

姉の最後の言葉を伝えながらマギーは落ち着きを取り戻し、涙は止まった。心から悲しみは消えていた。

マギーの終末期体験は、死についてのよくある思い込みに挑戦するだけでなく、それを根本から変えるものだった。そのことに私は今も心が打たれる。

詩人ディラン・トマスの強いうながしの言葉に共感する人は多いかもしれない。「穏やかに安らぎの夜に歩み入るなかれ。薄れゆく光には、情熱、情熱で切り込むのだ」

だが、感傷が詩の韻律と相まって美しくても、それは死の現実とは違う。トマスの詩は死についての想像であり、マギーは実際に死を体験したのだ。彼女にとって死は、情熱とはまったく関わりのないものだった。彼女は「薄れゆく光に逆らった」わけではない。バッファローの生家での幼年時代に戻ろうとしただけだ。

マギーにとっての死は、成長し、生活して、病気になり、死んでいこうとするその土地と分けては考えられない。それらすべてが、愛する家族の感情の織物の中で共有されている。生きるときも、死ぬときも彼女は孤独ではないのだ。終末期体験は彼女の死の恐れをやわらげただけではなく、家族の絆と信頼関係をよりいっそう強いものにした。

マハトマ・ガンディーは、「幸福とは、あなたの思考、言葉、行動が調和していること」だと言った。マギーという非凡な女性にこれ以上ふさわしい言葉はないだろう。社会が問題にしたのは現実の彼女自身とあるべき彼女とのギャップだったが、マギーの心と終末期の中の光景は、彼女が自分と和解し、人とも調和したことをあらわしていた。

残念なことに、重度の認知障害がある患者は、終末期になってもマギーのような内と外の調和に至ることが難しい。

そうして患者は自分自身から疎外される。認知機能喪失の代表であるアルツハイマー型認知症の患者は、自己つまり神経学者オリヴァー・サックスが言う「内面の環境」から切り離され、そこからの回復は望めない。ほかの疾患と違い、アルツハイマー型認知症では、認知の低下がありながらも感情や感覚に障害は起こらない。

認知症の患者は、インフォームド・コンセントには明晰な認知が必須であるという判断により、終末期の調査対象から除外されることが多い。しかし終末期を総合的に公平に観察するためには、認知症の患者も含むべきだ。認知症の苦しみに光を当てることによって困難な症状を乗り切る患者が頼る援助者もまた助けられる。

認知症が進行すると、患者の問題行動やそれへの対処、心理的状態の混乱といった問題にばかり焦点が当たり、医学的偏見につながりやすい。また臨床の現場では、認知能力ばかりを計測し、患者の主観をないがしろにする傾向がある。臨床医が観察可能な行動ばかりを拾い上げ、障害の証拠集めをするからそうなるのだ。

医療の現場では、患者の欠陥の描写が共通語として使われ、数字を復唱させたり、過去の大統領の名前の記憶によって評価することに頼りすぎている。見過ごされているのは内的な体験であり、認知症の主観的世界に広がる豊かさだ。そうした実像に目を向けなければ、患者の人間性は理解できず、患者の生きた体験を知ることはできない。

人生前半の詳細な記憶を失くしても、豊かな感情体験は、認知症の程度にかかわらず心に残ることが多い。患者が曜日を忘れても、小さいころに飼っていた犬の名前を憶えていることはめずらしくない。認知症はあくまで新たな記憶を形成しずらい点に特徴があるからだ。

私の友人ジョン・タンジェマン博士のような人に、この病気はとりわけ残酷だ。現在は希望と赦しに恵まれている彼の母親は、幼少時に負った深い心の傷が認知症状によって浮上し、不幸な過去ばかりが再現される苦痛に苛《さいな》まれた。

ゲルト・ヴァーゲンは一九二五年、ノルウェーのオーレスンで船長の父と主婦の母との間に生まれた。彼女は牧歌的な幼年期を過ごし、冬には壮大な眺めの山岳地帯で山スキーを楽しみ、夏にはフィヨルド海岸で泳いだり、セーリングに興じた。

一九四〇年四月九日、ゲルトが高校一年のときナチスがノルウェーに侵攻した。彼女は祖国が戦争で重武装化されていくのを目の当たりにした。その時期に八人のノルウェー人あたりひとりのドイツ軍人が配置されたという。

その後五年にわたるドイツ軍の占領下では、食料不足や広範囲の情報統制が起こり、ヴァイキング時代に遡るというねつ造された伝統と、ナチスの露骨なプロパガンダで有名な「ハイル・ヒトラー」の敬礼を押しつけられた。

ゲルトは生涯つきまとわれることになる恐怖の場面を数多く目撃してきた。目の前で、無線機を発見された学校長が処刑され、抵抗運動に加わった多くの友人を失った。家族は飢餓すれすれの状態に苦しんだ。

父親が外科医に頼んで怪我もしていない彼女の腕にギプスをつけさせ、一年そうしたままだったこともある。障害を装って、ナチスの優生学レーベンスボルン・プロジェクトを忌避できるよう考えたのだ。それはドイツ軍の占領下の、健康な金髪碧眼の女性を妊娠させアーリア人の純粋性を確保する「浄化政策」の一環だった。

ゲルトの人生は、戦後もトラウマと喪失の悲劇に彩られた。オックスフォード大学で図書館学の修士を終えたとき、高校時代の恋人で当時夫だった人が、セーリング中の事故でいのちを落とした。彼はまだ二十代だった。

一九五四年、過去と決別しようと、ゲルトは家族や友人たちと別れてアメリカへと旅立った。最終的にそこで再婚し、バッファローに居を定めてふたりの息子をもうけたが、下のトーマスを三歳のときに白血病で亡くした。ゲルトが五十二歳のとき、二番目の夫が突然亡くなり、四人家族は二人になってしまった。

ゲルトの息子である私の同僚のジョンは、母親の生涯を覆いつくした悲しみ、戦争への怒りと苦しみ、戦争に赴いた人たちのことを今日に至るまで憶えている。家族の集まりでは、初めにナチスの暴虐を復活させないための誓いを必ず唱える。戦争のトラウマは母の心のほとんどを占め、ジョンの父親である夫の喪失によってその苦しみは強まるばかりだった。

認知症の初期、ゲルトはそれまで以上に戦争の記憶に支配され、それが高じて、冷めた食事やテレビのリモコンの紛失まで、不満のすべてがヒトラーのせいだと主張した。

認知症は、家族のうちでもっとも近い人に重荷となってのしかかる。大切だった人の人格が着実に失われ、自分が認知されなくなっていく。殻の中にその人格が覆われていくのを、なすすべもなく見ているだけだ。ジョンは、母を目の前にしながら、自分が置き去りにされるのを甘んじて受け入れるほかなかった。そうして母が死ぬずっと前から奪われていく関係性を、彼は嘆いていた。

何年かたって死が近づくと、それまでと違った変容が起こりはじめた。ゲルトの人生を覆っていた苦しみと怒りは次第に消えていった。ヒトラーの悪行は忘れ去られ、戦争の恐怖に代わって深い落ち着きが訪れた。彼女はいつもの楽しさを取り戻し、世話をしてくれる人々にやさしくなった。

過去の苦悩の殻の中にいた彼女は、亡くなった息子トーマスの顔写真を何時間も愛しそうに見るようになった。ジョンは、母親が良き昔を思い、永遠の愛を口にしながらトーマスの写真に投げキスするのを何度も見かけた。ゲルトは、長く失っていた息子を再生させたのだ。認知症が進むにつれ、人生の重荷が記憶から取り去られ、彼女はトラウマに支配される以前の彼女に戻ったように見えた。その変わりようはあまりにも見事で、彼女は鏡に映ったみずからの姿に驚き、「気のふれた女」とさえ言うようになった。ジョンは彼女を傷つけないように、鏡を布で覆わねばならなかった。

はるか昔の記憶に住むようになったゲルトは、鏡の中の八十五歳の自分を識別できなくなっていた。傷ついた魂の反映であるその姿を拒否していたのかもしれない。

数週間後、ゲルトは安らぎのうちに死を迎えた。それは歪んだ現実認識を抱いたままの死だったかもしれないが、最期の瞬間、彼女はほとんど無傷の自分に戻って、苦しみから解放されたのだ。

アルツハイマーをはじめとする認知症の患者は、現実が把握できないだけでなく、就寝時と覚醒時の終末期体験の区別があいまいになっている。認知症の世界は患者だけが理解できる謎であり、夢の体験も結局は謎の中だ。

その一方で患者は、死への道のりで内的変容を頻繁に体験している。それによって古傷を癒し、失った何かを探し、手放した愛の再生を図っているのかもしれない。

証拠を集めることは無理でも――いずれにせよ科学的精査に耐えないだろう――私はそうし

た心の変化を何度も見てきた。私は、重度の認知障害をもった患者が、逆説的に死のプロセスで精神的に若返った例にいくつも立ち会ってきた。

オリヴァー・サックスを初めとする神経学者が、認知症患者には感情的知性（ＥＩ）があり、音楽などのぴったりした鍵があれば、それが開くと述べている。だが、芸術による創造の効用を強調しすぎると、患者の感覚よりも論理的思考を評価するという誤りをおかす。私たちから見ると思考力が損なわれているように見えても、患者の心の中でそれは生きている。心や愛する能力と思考は分離されていないのだ。

ダウン症に関しては、ダウン症の終末期患者がそもそも深い意味を表現できるのか、どのようにできるのかについて、誤って評価されがちだ。余命宣告を受けたとき、ダウン症の患者がどう反応するのか、しないのか、どんな情報を与えるべきかなど、憶測によって決めつけられている。それらの問いへの答えはないが、ダウン症の患者が終末期に驚くべき精神的回復力を示し、病気に意味を見出して安らぎを得るのをこれまで目にしてきた。

とりわけ終末期体験は、患者が自分の感情に触れる好機である。それはほかでは得がたいチャンスだ。

私が最後の二、三か月を看たサミーという患者の実例がある。ダウン症のサミーは、三十六歳のときに転移性の卵巣がんと診断された。彼女とはよく病気について語り、症状への対処を話し合った。腹水で彼女の腹部は膨れ上がっていた。腹水とは、腹部に大量の液体がたまった状態をさす。

私が症状の説明をしようとすると、彼女から即座に正された。「これは、妊娠よ」

サミーは肉体的な違和感の原因を解釈し直すことで、不治の病という過酷な現実を乗り越えていた。病気にともなう吐き気や胃痛や倦怠感について、彼女は微笑んで「そうよ、妊娠してるから」と言う。

症状の進行につれて腹部の違和感は強くなり、さらに膨張していった。それでも、彼女は母親になる期待で喜びを強めるばかりだった。就寝中も、夢によってもうひとつの現実は補強された。

私はそのうち、サミーの考えをまわりはどう受け止めているのか心配になってきた。彼女は障害者のグループホームに住んでおり、同居者は彼女の家族とも言える人たちだ。ホームは豪華ではないが、小ぎれいで信頼でき、安全なところだった。

そのホームには以前から患者がいて、私は彼らの様子を見るため、二、三年前から数回訪ねたことがあり、多くのスタッフを知っていたので、サミーに対する心配はすぐに的外れだとわかった。直接ケアに当たる人たちは、ふだんから現場で深い洞察力と判断力を発揮している。ホームのスタッフは家族的で心強い存在感があり、やさしく入居者を導きながらさまざまな役割をこなしていた。

サミーへの来客はほとんどなかったが、ホームの中でこの十年間「家族」の一員として溶け込んでいた。ごく最近まで彼女は、身辺の用事をほとんど自分でこなし、ショッピングモールへ出かけるのを楽しみ、日常生活訓練も受けていた。

私の訪問が増えるにつれて、彼女は習った料理や金銭管理などについて、時間をかけて説明してくれるようになった。彼女が思っている以上に、私はその機会を楽しんでいたのかもしれない。

血のつながった家族はいなかったが、サミーは想像上の家族を創っていた。障害によって母になることは叶わなかったが、母性本能はまた別だった。彼女は人形を肌身離さず持ち歩き、スタッフは赤ちゃんの人形を贈った。最近手に入れた人形は胴体にぷっくりとした手足がついていて、人の肌の感触をしたやわらかい布でできていた。

しかし、死が間近になると、サミーは偽物では満足しなくなった。投薬措置、イメージ療法、臨床検査を受け、通院をしながらも、彼女は腹水でお腹が膨れるのを妊娠のせいにした。「赤ちゃんがいるの」、問答無用だ。重要だったのは、それが「彼女自身の」ストーリーであることで、彼女はそこから離れなかった。

サミーは生の喪失とも言える死を、生を与えることへと書き直した。それは彼女の長年の望みで、人形と同じく何十年も携えてきた、はたせなかった願いへの答えだった。

死の何日か前、疼痛の対処についてくわしく説明していたときのことだ。微笑みながら彼女はいつもの呪文をくり返した。「大丈夫、カー博士。もうすぐ赤ちゃんが生まれる証拠」

私は微笑みを返し、その眼差しを受け止めながら、心の世界の神秘的なプロセスによって深い願いが叶えられたことに感謝した。サミーはマギーと同じく、まぎれもない奇跡だった。

サミーの看取りは、本章冒頭で触れた、終末期体験が認知や神経発達の程度によって変わるのかという問いかけへの答えとなった。私はそれまで、自分と違う人に無意識的に偏見を抱いてきた。狭い視点で比較しながら、「彼ら」と「私たち」に共通点ばかりを見出そうとしていた。

サミーが教えてくれたのは、「共通」という考えとはまったく逆の世界だった。その終末期体験は人柄と同じくユニークで、私たちの視点と大きく違った彼女の視点は、重要な学びを与えてくれた。サミーが長期間見てきたイメージには一貫性があり、入眠時でも覚醒時でもそれは非常にリアルで間違いなく明らかな意味があった。

サミーは、私たちと違った世界像をもつ終末期患者の全体像をより正確に描かせてくれたが、自閉症のアンドレによってそれは完成した。患者自身の証言によって初めて、終末期の夢やヴィジョンをめぐる結論や推測は正確になることを彼は示したのだ。

アスペルガー症候群のアンドレは、生涯のほとんどを地方の雑貨屋で袋詰め係として働いてきた。両親の死後、従妹のリサの両親のもとに引き取られ、何年かして彼女が三人の子を産むと、彼はリサの家族に改めて迎え入れられた。成長してもアンドレはある程度の介助が必要だったが、彼はマギーと同じく人に負担をかけず、信頼ある関係を築いていった。彼は、親戚の人々と愛をやりとりしながら、三世代の家族の暮らしを豊かにしていった。

彼の純粋な心と喜びによって、子どもたちとの強く遠慮のない結びつきができた。アンドレが来たときリサの息子ヘイズンは三歳だったが、ふたりはすぐに仲良くなった。彼らは一時も離れない親友となって、家のまわりをおもちゃの鉄砲で遊びまわり、トランシーバーで壁越しに会話し、ハロウィンで仮装してカボチャ細工を作り、庭の落ち葉の下にもぐって隠れんぼした。アンドレは家族旅行とイースターエッグ探しが好きだった。

家族は彼を「子どもみたいに無邪気」と言いつつ、その強い独立心を尊重した。彼は朝食の献立を考え、仕事に持って行く弁当をこしらえ、ほとんど援助なしに買い物に行った。アンドレはリサの家族と十三年間同居し、七十五歳で亡くなった。

自分たちの心と生活の中にいたアンドレを思い起こすとき、圧倒的な感謝の気持ちが湧いてくるとリサは言う。アンドレのおかげで、子どもたちは大切な共感のレッスンができたのだと。アンドレが来たことで、子どもたちはどんなときに彼を援助すべきなのかを直感的に学び、アンドレは子どもたちに無条件の愛と笑いを返した。

二〇一七年五月、七十四歳になったアンドレは、虚血性心不全と膀胱がんの診断によって、ホスピスに行くよう勧められた。医師はがんよりも心臓疾患が命取りになると見た。アンドレには何も知らされず、その年の十二月一日に発作が起こるまで、幸せに過ごし何の煩いもなく生きた。

リサと連れ合いのメルルは、アンドレが毎日を精一杯生きられるよう支えた。彼は歩行器とカテーテルの袋が必要だったが、いつもにこやかで毎日を好奇心をもって過ごしていた。自分に死が迫っていることなどまったく気づいていなかった。

だからこそ、死の一か月前から彼が亡くなった親族（あとで知ったのだが）に再会しはじめたことはリサの心を揺さぶった。そのヴィジョンはいつも日中に起こったが、リサにはわかった。そのときアンドレは大きく目を見開き、窓を凝視したからだ。アンドレは「好奇心に満ちて」「非常に集中した」様子で、その後すぐに何があったか話したがったとメルルは言う。

初めに彼が見たのは帽子をかぶった男性だった。誰かはわからないが、親しげな様子で彼に手を振っていた。つぎにあらわれたのは男女だった。女性はなんとなく知っている人に思えたが、たぶん祖母ではなかったろうか。ほぼ毎日「訪問」はあった。写真を撮る男性も登場したが、写真はたまたまアンドレの一番の趣味だった。

それから今度は、リサの亡くなった母親が部屋の中にあらわれ、彼が二番目の従兄弟に話しかけているのを見ていた。彼女は従兄弟のスーツケースに腰かけていたので、アンドレは笑い声を上げた。私が担当した患者の約三分の二は、終末期体験に旅行や荷造りという形で死への準備をする光景を見たが、彼も同じだった。

リサにとってもっとも感動的だったのは、リサの甥のルーカスの幼少期のヴィジョンだった。終末期のアンドレに大好きだった子があらわれるのは、ごく自然なことだ。

ルーカスは六歳になる直前、悪性の白血病で亡くなった。彼はリサの娘のガブリエルと同い年で、一緒に育った間柄だ。ふたりはとても仲が良く、世界で一番好きな遊びが蝶々採集だったことも同じだった。アンドレのヴィジョンには子どもたちが蝶を追いかける光景も出てきたが、それにはたんなる過去への執着以上の意味があった。

リサに伝えるべきメッセージがそこにはあった。それは「ルーカスは自分が死んだとぼくに言った」だった。アンドレの終末期体験は、そうして夢で訪れる死に彼を親しませ、たとえば蝶を追う遊びのように死をわかりやすく無害なものにしようとしていたのだ。

アンドレは終末期体験を、日常の延長として生きた。見ているものが夢なのか、なぜ見るのかなど少しも気にかけなかった。登場人物の素性を知ろうともせず、その意味を問うことも詮索することもなかった。ただ直感的に、幸せを感じる心地のよい体験と感じただけだ。彼はそこに安全と、護りと、愛を感じた。そしてくすくす笑っていた。

リサとメルルにとって、一緒にアルバムや写真を見ながらアンドレが指さす人を確かめ、終末期体験を共有する時間は、絆を感じる忘れがたいひとときになった。娘のガブリエルにとっても同じく感動的な時間だった。彼女はその回想によって、愛する従兄弟ルーカスを失くしたことを嘆かずに、十代初めの幸せな記憶を思い起こせたのだ。

終末期体験によって、アンドレ自身がもっとも大切にしていたつながりの中で逝ったことに家族全員が癒された。アンドレの最後の体験は彼を慰め、リサによればむしろ「心地良い」ものだった。「最後に痛み止めの薬を使う人が多いのに、アンドレには必要なかった」という。実際、彼は死の二日前まで「完璧に明晰」であった。

私たちのほとんどが、現実の世界と無意識が語りかける世界を区別しているが、アンドレはそれらを自由に行き来した。サミーと同じくアンドレにとっても死の前の夢は、周囲と調和するための新たな意識というより、その人生と人間関係から生まれた豊かな感情の延長線上にあるものだった。

揺るぎなかったサミーの母性本能のように、アンドレの終末期体験はずっと変わらない彼自身の写し絵だ。その人格はまわりに影響されず、人柄も彼自身の本質の通りに美しかった。

一般に終末期体験は、自己探求のための心理的、感情的なプロセスと理解されている。しかしアンドレの場合は、恩寵に導かれて迷いなく進んでいく道だった。

私は、障害者と言われる人々の視点に特別な理解があるわけではない。体験を自分では伝えられないような患者への理解と変わらないと思っている。しかし、この試みが何の結果ももたらさないと言えばうそになる。一人ひとりの患者の本質的な光が、たとえどれほど微《かす》かで異質でも、それを見ようとして全力で関わることが緩和ケアの最善の働きだと信じている。

終末期に人の感情や思考が停止するとき、健常者であれ障害者であれ、その人に何が起こっているのか完全に知ることはできない。

小説家フランツ・カフカは予言的な言葉を残している。「人生のすばらしさは一人ひとりの身の回りにすでに完成されているが、目には見えない、奥深く、遠くにあるものだろう……それこそがつくるのではなく引き寄せる魔法の本質である[*24]」

CHAPTER

9

残された者たちへ

あなたは死んではいない
姿を変えただけ
肉体の目には
見えなくなった
この嘆き　それは
あなたが生きていたときより
リアルで　鮮明になった
あなたが離れる前
あなたはあなただったが
今やあなたは
私の一部
あなたは私の中にいる

――ドナール・デンプシー
アイルランド生まれの詩人、一九五六～
愛と死や子どもの世界を描いた作品を数多く創作している

ポール・カラニシの『いま、希望を語ろう』[*25]は、肺がんの闘病の末に迎えた彼の早すぎる死の後、妻による感動的な謝辞で締めくくられる忘れがたい作品だ。

ルーシー・カラニシは、夫の死の二日前「もう何週間もない彼の苦しみを思い、私の心は固まりハートは膨れ上がった……彼の死はいつ来るのだろう」と書いている。その厳しい状態を思うだけで、彼女は「すでに夫が亡くなったも同じ」悲しみに飲み込まれた。

ルーシーの悲嘆は、愛する人を亡くしたときの一般的な遺族の気持ちとは違う。彼女の悲しみの後に起こったのは、喪失の初めと終わり、死へのプロセスと死の瞬間、存在と不在、死の前と死の後などが入り混じったはっきりと分けられない感情だった。

人間の悲嘆にはさまざまな次元と変化があり、個性的だ。近親者を看取る家族や援助者は、愛する人を自分の予想を超えたさまざまな理由で亡くすが、その後の世界に徐々に馴染んでいく。それでも遺族に残るのは、かけがえのない人の安らぎの死がもたらした深い受容の心だ。

最後に安心して逝った家族に、彼らは慰められ、それで良かったのだと思える。亡くなった人にとって終末期体験が肯定的に働いたことを知ると、遺族はそう納得できるようになるのだ。残された者が死にゆく人の体験を肯定できれば、自分たちも悲嘆の苦しみを乗り越えていけるだろう。

ある患者の姉はこう話した。「弟が一番好きだった亡くなった妹が、弟に手を差し伸べてきたんです。それを聞いて私は安心しました。弟が安心できたので。弟は妹が大好きで、妹も弟を慕ってましたからね」

援助者が、悲しみよりも満足をくり返し語ることもある。「彼が先に逝った人たちと話すことができて安心しました。もう恐くないし、怯《おび》えてもいないそうです」「私は話してもらった夢を、今もくり返し思い出しています」

終末期の夢が、戦争を生きのびた人が長年遠ざけていた過去の体験を照らし出すこともある。ジョン・スティンソンの家族は、彼の終末期体験のおかげで、未来に自分たちの父親になるはずの二十歳の兵士に会うことができた。ジョンは八十七歳になる今日まで、自分の戦争体験を強く抑圧しつづけてきた。ノルマンディーの海岸の救護活動で目にした恐怖の場面を、家族にはけっして話さず、最期になって光が当てられた大昔の記憶に秘かに苦しんでいたのだ。

「最期の二週間で、これまでよりずっと深く父を知ることができました」。父親の終末期を振り返り、回想しつつ息子は話した。

息子の姉もうなずいて付け加えた。「家族もそうですが、弟は父の戦争体験をほとんど知りません。父はそのころのことにまったく触れませんでしたから。この数週間で知ったのは、今まで聞いたこともない事実です。本当に、父はまったく話そうともしませんでした！」

家族は父親の過去をくわしくは知らなかったが、死の床で明かされたその事実は結果的に良い波紋を広げた。数年たってから、安らいで逝った父の思い出を語る子どもたちの目には、今も感謝の涙があふれる。

突然余命を知らされた二十八歳のシエラの家族は、その事実を受け入れる時間がほとんどなく、悲嘆はショック状態からはじまった。

シエラの腹部の違和感は、最初虫垂炎と誤診された。しかしさらに検査を進めると、それが広範囲に転移した結腸がんであることが判明した。母親のタミーは、それを知らされたシエラの不思議なほどの穏やかさを記憶している。シエラが自分の病気の深刻さを認めたがらない様子に、タミーは親として悩んだ。

化学療法を受けたがん病院で、シエラは待ち望んでいた四歳の息子の父親との結婚式の段取りを考えはじめた。腫瘍医は母親のタミーを部屋の外に連れ出し、シエラは式を二か月先に考えているようだが、それまで待たないほうがいいと話した。打ちひしがれたタミーは直接娘を慰めることもできず、重い気持ちで婚約者に式の日程のくり上げを懇願した。しかしそれは実現しなかった。

宣告による心理的ショックの後、ホスピスの入所までに二か月弱だった。ホスピスへは、がん病棟から余命何日もないという理由で移送されてきたのだ。実際、病院から緩和ケアへの移行を検討する余裕はなかった。まして結婚式と死のタイミングを調整する時間はない。「乗り越えてみせる」、ホスピスの医師や看護師にシエラは相変わらず気丈に言っていた。

その一方で痛みは容赦なく襲いかかり、シエラの病状は目に見えて悪化していった。症状への対処は最優先だったが、同時に本人と家族に残された時間がわずかだと認めてもらうことと、すぐにも最後のお別れの準備を整えるよう家族に理解してもらう必要があった。終末期の夢とヴィジョンが患者に死の受容をうながすことを知っていた私たちは、シエラの否認は終末期体験がないからだろうと考えた。

緩和ケアの医師ミーガン・ファレル博士、神父、看護師、ソーシャルワーカーなどによるシエラ担当のチームは、何らかの医療的介入を行うことにした。チームはまず母親のタミーと八歳から二十六歳までのシエラの兄弟に面会した。義父（母の夫）も臨席した。

医師がシエラの死期が近いことを告げるとみなショックを受けたが、彼女の人生の愛に満ちたエピソードを語り合ううちに、部屋の空気はやわらいだ。面会の終わりころファレル博士は、シエラが病状をどう理解しているのか年長の兄弟に尋ねた。「あの子は本当に良くなるって信じているんです。死ぬなんてまったく思ってません」という答えが返ってきた。

悲嘆の時期の安らぎへの第一歩は受容である。シエラは、自分の身に起こっている矛盾を折り合わせるのに苦闘していた。彼女は、避けられない運命を受け入れるためにも現状をはっきりと知る必要があった。それには医学の力だけでは足りない。

援助者にもわからなかったが、シエラの終末期体験自体が理解への道のりをすでに開いていた。彼女の愛する人たちが触れたがらなかった現実を、言葉によってではなく体験によって示したのである。

その翌日、シエラの両親とケアする人たちがつらい話をするためにベッドのまわりに集まった。ファレル博士がまず「私もほかの医師たちも最善を尽くしましたが、根本的な問題解決には至りませんでした。これほどの苦痛を与える病気を治せなかったのです」と後悔を述べた。

シエラは体の衰えは認めたものの、死を目前にしても頑固な否認を続けた。「きっと治ってみせるわ」、弱々しくそうつぶやいた。タミーはすすり泣きをこらえていた。

ファレル博士はシエラに近づいた。博士はシエラがどれほど母親や息子ら家族のために努力してきたか知っていた。部屋は圧倒的な愛と思いやりに満ちていた。博士はやさしく尋ねた。

「シエラ、未来のことを考えたりする？」

言葉の代わりに、答えは涙となってあふれ出た。それは彼女の頬を伝って流れ落ちていく。

タミーは母親としての感情を抑え、その涙を拭いた。

ファレル博士はさらに夢は見たかと聞いた。「ええ、とてもおかしな夢」、シエラは答えた。

「いつもわけがわからないの。あまりよく憶えていないし」

医師は続けた。「シエラ、夢の中に人は出てくるの？　夢の中の人が誰かわかる？」

長い沈黙があった。目を半分閉じたまま、彼女は医師の肩越しに目をやり、微笑んでささやいた。「あら、おじいちゃん！」

タミーはすすり泣いた。祖父のハワードのヴィジョンをシエラが見たのは初めてではない。叙勲を受けた陸軍退役軍人のハワードは、家族に献身的でとりわけ孫娘のことをかわいがっていた。がんセンターでシエラの夢にあらわれた彼は再び、今静かなホスピスの部屋の中で、愛する人々に囲まれたその奇跡的な瞬間に、夢よりもはっきりとヴィジョンとしてあらわれたのだ。

人があらわれるヴィジョンは意識をはっきりとさせるゆえに、それに「末期症状」や「死にゆくこと」などの表現はあてはまらない。それは、わかっていても話されなかった言葉、感情と知識がひとつになった言葉を、誰もが理解できた瞬間だった。タミーの悲痛な重荷は、それによって解けた。

全員が黙っていた。タミーが最初に口を開いた。「シエラ、おじいちゃんなんて言ってた？」「私が立派に成長して母親になったのが誇りだって」シエラはゆっくりと、しかしはっきり答えた。彼女の意識は薄れたり戻ったりしていた。「私に苦しまないでほしいって」。囁《ささや》くような声で話すのを聞いて、タミーは娘に逝ってもいいと言うときが来たことを知った。「ねえ、おじいちゃんが迎えに来たら、ついて行っていいのよ。私たちのことはいいから」。思いがけない無私の心と意志から、自然とその言葉が生まれた。

心に響くその光景を、そこにいた誰もが忘れることはできなかった。心のケアから医療までさまざまな訓練を長年受けてきたスタッフたちは、シエラが目前の死を受容できるよう支えたいと願ってきた。しかし当人は、みずから運命への態度をはっきり示したのだ。私たちは医療的な介入のために来たが、かえって最高の学びは教室よりもベッドサイドにあることを教えられた。

シエラは四日後、愛する家族と友人たちに囲まれて亡くなった。タミーはわが子の死の床に這い上がり、しばらく腕に抱いていたが、シエラはその母の腕の中で最期の息を引き取った。手放す前に強く抱き締めねばならないこともある。

みずからの末っ子の人生の最初から最後まで添い遂げたことは、嘆き悲しむ母親にとって深遠かつ稀なる体験だった。「この子が最初の息をしたとき私は一緒にいました。そして最期の息を引き取るときにも一緒だったのです。そう言える親はあまりいないですね」

終末期体験が患者に安心を与え、同時に当人を愛した人たちを支えるのは自然なことだ。しかし、死別の際の夢の影響はこれまでほとんど知られていなかった。患者の視点からの研究はほとんど存在せず、ごく最近までわずか一例だけ、日本で終末期の夢が悲しむ家族に与える影響の研究があるだけだ。[*26] こうした欠落は、患者や援助者の主観的判断を信頼せずに排除してきた科学的アプローチの大きな問題である。

バッファロー・ホスピスで最近行われた死別の調査がある。終末期の夢やヴィジョンを見た患者を看取った家族や援助者の半数以上（五四パーセント）が、夢やヴィジョンによって自分の悲嘆のプロセス全体が変わったと答えている。[*27]

介護を担ったある家族は、「私たちはみな最初から、彼がどこかすばらしい所に行くのを信じていました。私たちの愛が永遠に続く場所です。彼は自分が収められる『お墓』のヴィジョンに喜び、慰められました。引っ越し先を心に描いて安心したのです。私は今、彼がいないとは感じません。違う姿で、そうですね、いつも何かの形でここにいるのです」

聞いた夢の話が良い結果に結びつき、心が安らいだという人もいる。「母のヴィジョンは幸せで穏やかなものでした。夢の中で出会った人に歓迎されて、喜んでいました。亡くなろうとしている母が、幸せであることがわかりました。ヴィジョンが母と私たちの大きな癒しになったのです」

身内の終末期体験によって、遺族は喪失の現実を受け入れることができた。「母の受容がすべてを変えた」からだ。死にゆく人の夢がその人の慰めになったと信じられれば、死別直後もそれから後も、残された者の喪失感はやわらぐ。亡くなる人の慰めは、そのまま介護者の癒しと安らぎに変わる。死の過程で見えてくるように、死別は一直線の道のりではない。しかし光を否定する必要もない。大切なのは、愛する患者の終末期体験に支えられながら、家族が悲嘆のプロセスをたどることを認め、尊重することだ。

シエラの家族が受容できるようになったのは、彼女が夢で会った愛情深い祖父の導きだったかもしれない。しかし、終末期の夢やヴィジョンによる最後のガイドは、必ずしも年長者や知恵ある身内の必要はない。死の場に訪れる者が、赤ん坊のように幼いこともある。いのちの乗り物は年齢や経験とは関係なく、受け取り与える愛そのものの中にあるのだ。

八十一歳のロバートは、妻がホスピスに入所したとき、自分のほうが先になるはずだったと何度も私に訴えた。彼は六十歳のバーバラを失うことに耐えられず、罪悪感や絶望や信念のせめぎ合いに飲み込まれていた。妻の前では不安を隠して強さを装っていた彼は、ベッドサイドを離れたとたんにがっくりとした。

バーバラはある日、何十年も前に亡くした赤ん坊の夢を見た。以前にも、第1章で触れたメアリーの赤ん坊をあやすしぐさに驚いたことがあったが、バーバラも同じく幼い息子に手を差し伸べ、その短い明晰な夢の間、幸せそうに微笑んでいた。彼女に恵まれたその完璧な時間をロバートもすぐに理解した。

その光景が、彼の嘆きのプロセスを明らかに変えた。妻の夢見の様子を見たロバートの心に、取り返せない喪失の一方で人生を肯定する思いが生まれてきた。実際それから夫婦ともに変化が訪れ、一緒に過ごした思い出を安心して楽しめるようになった。死が近づくにつれてバーバラは愛情を再体験し、彼女が癒されたことを知ったロバートは安心した。

遺族がもっとも悩む問いがある――愛する人は幸せに逝けるのだろうか？

ポールは、妻ジョイスが終末期の夢の中で、子どものころ彼女を支えた父親の愛を再体験したのを知って、深く慰められた。彼女の心が最期に静まったことを悟り、彼はその死を受け入れることができたのだ。

何年か後に、ポール自身がホスピスの在宅介護プログラムを利用しはじめたとき、まだ心にあった妻の終末期の記憶が、みずからの死を平静に受け入れさせてくれた。

ヴィジョンを見る前にすでに落ち着いていた彼が一番よく見たのは、ジョイスがお気に入りの青いドレスを着て手を振っている夢だ。彼が描写したのは、妻が「小さく優雅に手を振るしぐさ」で、私は元気、あなたも大丈夫と話しかけてくる場面だった。

ポールはそれを嬉しそうに話し、看護師でもある娘のダイアンは、そうして夢の場面を語る父の姿に励まされた。

彼女は言う。「父は夢から多くの恵みを受け取りました。楽しかった夢ばかり選んで話してくれたので、聞くのがいつも楽しみでした。父からはいつもヒントをもらいました。夢による父の慰めは、私が望んだことでもあります。

死までの数日間は、彼が父としてよこした最後の贈り物でした。亡くなる四日半前のことです。父が発作を起こしたのを知ると、私たち家族はいつものようにみんなですぐに会いに行こうとしました。母のときには兄弟のうちふたりが間に合わなかったので、こんどこそ、家族七人全員がそろわなければならなかったのです。

私たちはそろって四日間、子ども時代を過ごした家に滞在し、父の介護をしました。多くの人がやってきては交代で料理を作り、父の面倒を見て、父のご機嫌をうかがいました。神父が出入りし、友人たちや近所の人たちが出入りし、これからはみんなずっと一緒だと思える大きな贈り物をもらいました。

父がいなくなっても、そのときの縁でみんなが再会できて、良い思い出が残りました。それこそ父からの最大の贈り物です。話すことはできなくても父は笑顔でした。目には光がありました。亡くなる何時間か前まで、そうして一緒にいられたのです」

亡くなる患者の家族が直面する恐れは、患者自身の恐れの投影だ。当人もまた、愛する人たちの安心が気がかりなのだ。口がきけず目をつむったままで、患者の思考や感情はどこをさ迷っているのだろうか？　ポールの終末期の経験には、その問いへの十二分な答えがある。彼は愛に帰ったのだ。

死を前にした夢やヴィジョンは、愛する人を支えながら受容へと導いていく。それが喪失への処方箋だ。そうして、虚しさや疑いや恐れによってできる空白は満たされる。死にゆく人が終末期体験に浸り、癒されるとき、死への道のりは孤独から人生を肯定するつながりへと変化する。それは患者だけではなく、遺族にとっても意味のある体験だ。

遺族になった人たちが、何年もたってから身内の終末期体験に慰められることがある。第4章で触れた、依存症で娘のブリタニーと疎遠だったドウェインは、死の入口で変容を遂げたが、娘の人生もそれによって大きく変わった。死の床で関係が修復し、互いの愛から生まれた赦しがブリタニー自身の人生を転換させる力になった。

ドウェインの依存まみれの人生に大きな代償を払わされたその娘自身から、和解はもたらされた。父の病気が子どもだったブリタニーを父親不在に陥れ、やがて里親制度に救われたものの、そこでも彼女は長年の虐待にあった。そこを十四歳で逃げ出したブリタニーは、少年拘置所で三年を過ごした。そうして、父親が依存し見本を示した、唯一の慰めを頼りに生きることになる。ドラッグ依存だ。

ドウェインは、自分に赦される価値があるとは少しも思っていなかった。ブリタニーも、自分が赦せるとは思わなかった。しかし父と娘が再会したとき、彼は「報いの夢」を何度も見る。それが彼の考えをそっくり変えた。彼は心の底からの改心を望み、偽りのない和解を求めた。それによってブリトニーも根本から変わったのである。

わが子を棄てた男ではなく、もっとも辛い終末期の夢から抜け出てきた父を、ブリタニーは記憶にとどめることにした。

「私の姉妹はみんな父親が違うのですが、最後のふたりは共通しています。でもみんなが彼をお父さんと呼びます。みんなの父親ですから。どんなに苦しまされたとしても、彼を父にもったことを少しも後悔していません。私に言わせれば、過去はなかったんです。あんなことをするような人じゃなかった。悪く言うつもりはまったくありません」

彼女にとって唯一の悩みは、父から自分自身を好きになれと諭され、「お前は私の宝物だ」と言われることだった。彼女は続けた。「通りへは行くな。そんなところに何にもないから。女としての自分を大事にしろ。いつも家族を愛し、おまえが愛している人、世話になっている人を何より大切にするんだ」

ドウェイン自身が、終末期に自分を変えた啓示的な夢と、それが娘にも影響を与えたことを認めていた。ブリタニーも同じだった。「父がその夢を見たのは、サインだったと思います。夢がなければ、自分が傷つけた人たちを思いやるどころか、肉体的にすっかり参っていたことでしょう。父にはその夢が必要だったのでしょうね」

ドウェインの終末期体験は、その死後も長く強い影響をおよぼした。生き方をすっかり変えた父親の遺志に後押しされるように、ブリタニーも踏み出したのだ。

ドウェインが亡くなって二年がたち、私たちは終末期の夢のインタビューを撮るためにブリタニーに会いに行った。二十七歳になった彼女は、相変わらず快活でカリスマ性をもった人柄で、喜んで迎えてくれた。定職に就き、まじめな友人たちに囲まれ、目的をもって生きていた。

生まれつき外向的な彼女は、たちまちインタビューを仕切り、亡くなった父親の思い出に涙を浮かべ、まわりの者をほろりとさせた。ブリタニーは、「まったく知らない者には見当もつかない父親の真の姿を、時間をかけて聞こうとする」私たちに感謝していた。

彼女は祖母や兄弟たち以外とは父のことを話さなくなっていたが、私たちが彼の思い出に深い関心があることに感動し涙した。

「ほとんどの人が父に興味ないんです」、彼女は言う。「自分たちが見たり聞いたりしたことばかり。まわりが何を言っても私は気にしません。父がどういう人だったか、何も知らないんですから。私は、彼の生前の行動には興味がないのです」

しかし、彼女は父にこだわっていた。彼女にとって重要だったのは、かつて恥ずべき男だった彼が、最後には父と呼ばれるに値する人に変わったことだ。

衰弱しながら亡くなっていく父が根本的に変わり、その父の平穏な死によってかえって彼女自身が支えられた。ブリタニーにははっきりした証拠などいらなかった。父を誇る気持ちがとても強い彼女は、本やドキュメンタリーのために仮名を使おうとする私たちを一笑に付した。

「私たちは偽物じゃないのよ」、彼女は顔をあげてそう言った。あなたを偽善や侮辱から守るために相応の対処だと思うのですがと言うと、彼女は言い返してきた。

「父は、ドウェイン・アール・ジョンソン、ドウェイン・アール・ジョンソンです」。そうくり返す彼女の声が、温かさと威厳で私たちを包んだ。私は彼女が、父の誕生日と命日を添え「父」と「RIP（安らかに眠れ）」としるしたタトゥーを指さすのではないかと思ったが、そうはしなかった。愛をひけらかす必要はないのだ。それはもう彼女の一部だから。

終末期の夢とヴィジョンは、人の目には見えない内面の出来事かもしれないが、その影響は見えない世界だけにとどまらない。ときには世代を超えて、親子の結びつきやほどけた絆の修復を行い、未解決の精神的なつながりや感情的なニーズを満たす。

しかし、その体験が現実を補ったり、遺族の生き方を変えないときもある。長く人生をともにした年輩のカップルにはよくあるが、何があろうと相手がいない生き方に移れない。だから同じところから動かず、終末期体験によって揺るぎない絆を保ちつづけるのだ。

意識は内面の世界へ向かい、そこで逝った連れ合いと生き、初めて一体感を味わう。そのとき死別以前と以後の区別はなくなり、以前と違うより強い絆が生まれる。

第6章で触れたソニーとジョーンの娘で介護役だったリサは、両親をふたりとも亡くすまで母親の終末期体験による大きな影響がわからなかった。

夫のソニーの死後、妻のジョーンは終末期の夢と現実のふたつの世界で彼を生かしつづけた。それゆえ母のジョーンが亡くなったとき、改めて娘のリサは二重の喪失を覚えた。ジョーンの終末期体験は、ソニーを夫としてだけでなく、悲嘆にくれる娘の父親としても生かしていたのだ。

そうしてジョーンが亡くなりソニーと再び一緒になったときに、ふたりのすばらしいラブストーリーは死を超えて成就し、リサは悲嘆を受け入れられるようになった。彼女の死別の悲嘆は、母親の終末期体験によって両親の絆の継続が示され、癒されたのだ。

悲しみの感情は愛に似ている。それは時間と空間を超え、ふだんの生活の中では意識されない領域にまで広がっていく。それは、愛する人の喪失だけではなく、自分自身の喪失からも生まれる。悲しみは、その人の生前にも死後にも起こる。死別の時期は私たちには選べないが、希望を捨てる必要はない。大切なのは、終末期体験に支えられて患者の家族が故人を悼むプロセスを尊重することだ。

悲嘆を助ける夢とヴィジョンの力は、小さな子どもを見送る両親の心にはとりわけ響く。ジェスとジニー、それぞれの母親であるクリスティンとミッシェルは、わが子が死への旅路をたったひとりで歩むことを思い苦しんだ。ふたりとも娘のためにできる限りのことはしたが、どれだけ勇気をふるってもそれ以上何もできないという耐え難い現実に直面していた。

死にゆくわが子が未知を恐れず、死を受容していく姿を見守る親の安堵を、どう表現すればいいのかわからない。ミッシェルがジニーの安らぎに満ちた終末を確信できたのは、最期の夢のおかげだ。

死の直前に神様の夢を見はじめたとき、ジニーは十五分ごとに母親を呼ぶのをやめ、熟睡できるようになった。夢の後、不思議にもミッシェルは落ち着き、葬儀の段取りを問い合わせる気力が戻ってきた。その勇敢さにたがわず彼女は、娘の生がそれにふさわしい扱いを受けられるよう、すべての手続きやイベントに関わろうとした。

残された家族の多くは、神や天使や死後の世界、天国などの信仰によって終末期の夢やヴィジョンを解釈しようとする。無神論者といえるミッシェルも、娘と神の話をした。自分の信仰に確信がなく、不足を感じていたミッシェルは、娘の終末期体験の解釈を受け入れた。

「ほかにどうしたらいいの？」そう言って彼女は微笑み、お手上げといった仕草で腕を広げた。「たぶん、娘が行くところはお城なんでしょうね。それ以上何を信じればいいの」。彼女もほかの多くと同じく、自分にしっかりとした信仰がないのを自覚しつつ、宗教によって終末期体験を解釈したのだ。この世ならぬ世界の説明に、超自然現象という概念を使う人々もいる。

愛する家族の終末期の夢やヴィジョンに対する解釈は大した問題ではない。重要なのは、解釈を超えて患者の経験に立ち会うことによって、遺族が喪失を乗り越え、別離の現実を受け入れられることだ。

死と悲嘆を越えて変わらぬもの、それはつながりへの切望である。終末期体験の癒しの力は、言葉を超えて残された者に届く。死にゆく患者だけでなく介護する者も、いつか再会できるという思いがあれば、愛する人が不在の人生に少しずつ馴染んでいくことができる。具体的に説明できなくても、その影響が無視できないことは確かだ。

クリスティンもミッシェルも、死によるわが子との別離から目を背けた。彼女らは互いにまたそれぞれの娘に、今でも毎日話かける。彼女たちはクリスマス休暇になると、小さな娘のために家を飾り立てる。「ジニーが待っているから」「今年だけそうしないとジェスが怒るから」と言いながら。

娘の死から三年たっても、クリスティンは猫の首輪に娘が不器用に付けた飾りを指さしては笑っている。娘と過ごした最後のクリスマスイブの名残りだ。罪のない思い出の品々は、けっして消えない亡き娘との絆である。それはクリスティンの心を落ち着かせ、強い喪失感を受け入れる力を彼女に与えた。

クリスティンもミッシェルのように、娘の終末期体験に慰められた。「天使」だと思った亡き友人メアリーのヴィジョンを見たことで、ジェスの旅立ちの苦痛が楽になったことをクリスティンは確かに感じた。

クリスティンは、今も悲嘆と取り組んでいる。彼女もまた娘の心の世界の豊かさと終末期体験の並外れた癒しの力に畏敬を覚え、慰められているのだ。

「娘からいつもたくさんのことを教えられるの」ミッシェルはジニーが亡くなる二日前にそう言った。彼女は、娘の存在を思い出させる絵やなつかしい品々、動物のおもちゃなどに今も心を揺さぶられている。

虹がかかるとミッシェルは微笑む。彼女には、雲や岩、水滴にさえもハートのマークが見える。スカンクを見るとジニーの薬の匂いが思い出され、心にもの悲しさが漂う。「ジニー！」とウェイトレスの名前が呼ばれるたび、ドキッとする。

ミッシェルはしばしば、そのままにしてあるジニーの部屋に引きこもる。家族の車のバンパーには、ジニーのフルネームのヴァージニア・ローズとその生年月日がプリントされたステッカーが散りばめられている。母親はどこへでも、感情を抑えたり消したりせずに、その悲しみを抱えたまま出かける。彼女はこみ上げる感情を隠さない。

ジニーの終末期体験の癒しの力のおかげで、今、ミッシェルの心は安定し穏やかだ。わが娘の最期が癒しと安らぎに満ちていたことがわかり、ミッシェルは予測もしなかった娘の死に向きあうことができた。その後ショックは悲しみに、トラウマは悲嘆へと変容していった。

大きな悲劇の中でミッシェルは、ささいな出来事や断片的な記憶、けっして切れない娘との絆に慰めと意味を感じている。そこには望みを失わず、不意に襲いかかる絶望の波を超えていく愛がある。それは娘の終末期体験に満ちていた愛であり、その愛が傷心の母親がジニーのお城に続く道を歩むときまで支えてくれるはずだ。

悲嘆は克服すべき感情ではない。それは思ったようには解消できないし、順を踏んで乗り越えていくものでもない。私たちは悲嘆を感じ、あるときには感情を爆発させながらも、くり返すその満ち引き、絶望と安らぎの中を少しずつ進んでいく。

人それぞれの人生の経緯には共通点がある。だから終末期体験に誰にも共通の現実が反映しているのは自然なことなのだ。終末期には、心と人生を深く照らし出す光がはっきりとあらわれる。その光は悲嘆が生涯続こうとも、闇の中で輝きつづける。遠くまで広がってゆくその光は、すべての言葉が消えた後も存在に射し込んでくる光なのだ。

CHAPTER

10

夢の解釈を超えて

人生とは問題を解くことではなく、神秘を生きることだ。

——トマス・マートン

アメリカのカトリック教会

厳律シトー会（トラピスト）の修道司祭、作家、一九一五〜一九六八

多くの著作を残し代表作に自叙伝『七重の山』がある

引退した元看守のジェラルディンは七十三歳、末期の肺疾患を患っていた。彼女は「元バイク乗りの女」を自認していた。最初のうち彼女は、私のように友好的な訪問者から終末期の夢を読み解くよう勧められても、まったく興味を示さなかった。いったん立ち止まり、人生について、もしかしたら、そうだったらなどと振り返ることもなかった。

その代わり、自分の終末期の夢やヴィジョンを、他人事のようにそっけなく距離を置いて冷やかし半分に語った。彼女の過去の話から、そのわけがわかった。あまりにも多くの苦難の体験によって、何があっても心が動かなくなっていたのだ。

ジェラルディンが打ち明けたのは、幼少期の性的虐待、長年のネグレクト、結婚後の家庭内

暴力や育児放棄、虐待や別居などの結婚生活の破綻といったいくつもの悲惨な経歴だった。誰もがひどいショックを覚えるような話でも、ジェラルディンは含み笑いで包んでしまう。トラウマ経験さえ余興の小噺ふうに仕立て、克服に努める代わりに面白おかしく語るのだ。トラウマの痕跡を認めても、ジェラルディンはそれを、コミカルで、陳腐なよくある話に変えてやり返した。心の傷と距離を置くためには、手に負えないトラウマを陳腐化するしかなかったからかもしれない。

どちらにしても彼女は、サバイバー（生き残り）であることは確かだ。彼女が問わず、その答えを知ろうとさえしない謎があった。長く放置された心の傷と、その理由もわからず過ごした年月の後では、その謎を読み解くより必要なのは愛情だった。

ジェラルディンの長い人生で、無条件の、やさしく忘れがたい唯一の愛があった。母である。彼女の終末期の夢は、今までで唯ひとつの純粋な愛の源、「大事にしてくれた唯一の、死ぬとき一緒に居てくれる人」に向かった。

夢の解明の専門家であるケリー・バルクリーとパトリシア・バルクリーの著書『死のまぎわに見る夢』には、終末期の夢を解き明かす必要は必ずしもないと書かれている[*28]。ときには患者に寄り添い、彼ら自身にまかせたほうがいいこともあると言う。

ジェラルディンにとっては、まさにその通りだった。何の手出しもせずただ寄り添うことが最良の場合もある。死にゆく人を支える援助者はそれを知っている。夢を尊重するのに必ずしも解釈はいらない。人生の終わりに、ジェラルディンにはどんな手助けや説明も、トラウマの解明もいらなかった。純粋に体験した唯一の愛を心に刻むだけで良かったのだ。母親の夢から支えと、安堵と、喜びを受け取った彼女には、それがすべてだった。

文献中の終末期体験には、フロイトの精神分析やユングの分析心理学などによる夢分析がよく用いられている。終末期の夢と日常的な夢の間にほとんど区別がなく、潜在的な不安や欲求の投影や対処メカニズムが適用されている。それらは患者の不可解な内的現象で、解釈の必要性が強調されているのだ。これらのアプローチは終末期の夢を解明が必要な謎と考えている。

しかし終末期の夢自体に、もはや問う必要のない謎への答えがある。それは手がかりというより到達点だ。その夢は、安らいだ、幻想的な、人生を変容させる導きであり、大いなる愛の広がりである。それにくらべれば、目前の死は脇役でしかない。終末期体験とは、考えることではなく、思い出すこと、感じること、味わい、呼吸し、微笑むことだ。夢は対話とつながりを生み出し、現実を大きく超越したところで本来の姿を見せる。

超越を本来の「限界を超える」という意味でとらえるなら、終末期の夢は、生活の中の出来事や毎晩夢を見るという日常とは別の、まったく違う次元で起こっている。

終末期体験をもっとも身近な「夢」として解釈するとしても、死の床に立ち会うにつれて私は、分析的な方法に違和感を抱くようになった。「終末期体験」という言葉は、通常の夢やそれに対する一般的な解釈とは区別すべきであり、むしろ死のプロセスをあらわす言葉だ。

正直なところ私は、夢の解釈をしようとして患者に接することはほとんどない。人生の終わりに、治療の介入や夢の解釈をするための時間はないのだ。患者の旅はそこで終わり、私たちは取り残される。夢の分析をするときでも、それが患者よりも臨床医の都合ではないかと自問したほうがいい。

退役軍人ジョン・スティンソンの六十七年の生涯を顧みたとき、彼のたった一晩の終末期の夢のほうが雄弁だった。死の間際には、夢を見る人と夢との決定的な距離は消滅する。患者がつねに強調するのは、終末期の夢がそれまでのどんな夢とも違うということだ。それは感覚的で、「現実よりも現実感がある」。ジェラルディンにとっては、ベッドの上のほうから母親が手を伸ばしてきたことは想像ではなく実際の体験なのだ。

患者から説明を求められて夢の解釈をしてみても、そのほとんどが的外れだ。大切なのは、本人の感情や体験、彼らが比類なき愛と支えの世界へ旅するプロセスの神秘なのである。

復活した関係性や本人の願いへの気づきにくらべれば、夢の内容はあまり問題ではない。それが通常の夢と終末期の夢とのもっとも大きな違いだろう。終末期体験の影響を解明しようとする精神分析モデルには、やはり限界があるのだ。

ふだんの夢に対する解釈は、死の直前の夢にはほとんど当てはまらない。その夢には象徴はわずかで、具体的であり、隠された意味もほとんどない。豊かな感情と深い理解が生まれても、夢を見ている本人と登場人物の交流はほとんどない。全体的な意味が直感的にわかり、言葉の重要性は低く、ふつうどんな会話も不必要だ。

夢の中で九歳に返ったパトリシアが第3章で口にしたのは、実際に飾り気のない病院で死にゆく母親と最後に会って伝えた、意味深い言葉ではなかった。第5章でジェシカが私に念を押したように、飼い犬のシャドウは話さなかった。「当たり前だ、カー博士！」というように。もし吠えたとしても、それは信頼のおけるガイドとしてだったろう。

癒しへの道はひとつだけではない。第3章でローズマリーは、真実に背を向けず、それを見出すために懸命に努力した。ジェラルディンは意味づけを避けたが、ローズマリーは意味を知ろうとした。彼女にとって終末期の夢は、調べつくし、分析して、徹底的に理解すべきものだった。彼女は期待とともに眠りにつき、終末期の真実を見せてくれる夜を心待ちにした。

ローズマリーは七十歳のバッファロー市民で、高校時代に恋人だった人と結婚し、生涯同じ町に住みつづけて教職に就いた。私たちが調査計画について話すと、彼女は死がもつ知恵を自分が伝えられることに浮き立った。彼女は、職業的に磨きあげてきた道具——書くことによって体験を表現した。

死が間近に迫ると、ローズマリーは夢とその省察を毎日根気よく記録しつつ、終末期体験を分析しはじめた。生涯知識を探究してきた彼女は、最期の瞬間まで知的好奇心を失わなかった。その記録からわかるように、彼女は夢に潜む意味を深く探究し、私たちに説明して見せようとした。

群衆の外に自分が立っている夢を分析して、「当たっているかわかりませんが、私はこの世から出ていき、集まった人たちはそこに残るのでしょう」と言う。

また葬儀場にひとり取り残される夢では、「なぜか知らないけれど、そこにいる私は誰かに会いに行こうとしている」と考え込むように話した。

また、美しい花々があふれるばかりに飾られた葬儀会場に入っていく様子を感動的に語り、すばらしく見事なその色彩が、娘のベスが色とりどりに染め上げたスカーフにそっくりだと言った。

ローズマリーの夢はすべて現実の引きうつしで、彼女は「深い喜びと幸福を感じたのは、どれにも娘を見たからでしょう」と言う。夢が恐れをやわらげてくれたのだ。夢は意味を生み出し、彼女の存在価値を深め、恐れから受容へ、受容から愛と癒しへと彼女を変容させていった。

彼女の死後、遺品として日記が研究チームに寄贈されたのを知って、私たちは感動を覚えた。

ローズマリーとジェラルディンは、どちらもその生きざま通りに亡くなった。ふたりの終末期の夢やヴィジョンや、その解釈が正反対だったのもうなずける。死は偉大な「バランス装置」と言われることがある。違いがあるからこそバランスなのだが、一般には一致ばかりが強調されるきらいがある。

共通するのは病気という点だけなのに、私たちは「患者」という分類で人間をひとくくりにしてしまう。死はたんなる病気の終着点ではない。いかなる人とも違うその人自身の人生の総まとめなのだ。

ローズマリーは自分自身とつながろうと努め、逆にジェラルディンは自分から逃げようとした。前者の終末期体験への姿勢は分析的で、後者はむしろ直感的だ。

しかしどちらも亡くした人たちと再会した。ふたりとも、いつまでも変わらない魂の変容を体験したのだ。母から見た娘と娘から見た母の違いはあるが、愛というテーマは変わらない。ふたりとも、死を自分なりに理解するために何を大切にすべきか知っていた。ローズマリーはそれを、「人生との和解」と表現した。

終末期の夢とヴィジョンは、どのように解釈されようとされまいと、安らぎへの道へと人をいざなう。患者は終末期の経過とは無関係に、死のプロセスを通して死を自分のものにするほどの回復力を見せてくれる。

ローズマリーとジェラルディンというふたりの母親は、同じく苦闘したが、それぞれ違った姿勢で逆境の中で驚くべき冷静さと強さを見せた。ふたりとも、医学の専門性、分析、評価や理解を超えた人生のストーリーを語ったのだった。

社会と文化の批評家スーザン・ソンタグは、一九六六年に刊行した『反解釈』というエッセイで、人間の想像力と変容の力を発揮させるもうひとつの領域——芸術について同様の指摘をしている。[*29]

彼女はよく知られるように、芸術の直感的な総合力を知的な抽象化より劣ったものとみなす考え——彼女の言葉で「芸術に対する知性の逆襲」——に反論した。死についても、他者による観察は何であれ、患者自身の体験を正しく評価できないという点で似ている。死のプロセスを説明できるのは、それを体験する本人だけの特権なのだ。

終末期の夢と体験は、死の主観的な体験を抜きにして批判的な視点や判断のみで理解はできず、分析よりもそれがもたらす影響によってわかるものだ。その点では死は芸術と似ている。

夢ではふつう意識が眠ってしまうが、終末期体験は人の意識を新たにし、しばしば現実の目覚めへといざなう。

十三世紀のペルシャの神秘詩人ルーミーは、それをよく表現している。皮肉にも「解釈すべき夢」の中で、彼はつぎのように語る。「一見寝ているようだが内面は目覚めている。その目覚めが夢を導き、真の自分自身に目覚めさせるのだ[*30]」

終末期の夢の解釈は必ずしも必要がないとする点で、私はルーミーとは逆の立場だが、彼の詩は生死がひとつになる瞬間を見事にあらわしている。そのとき夢は現実となり、終末期体験は今ここの現実よりも、より現実的になるのだ。

自分の内面に引きこもり、ほとんど話さなくなる患者もいる。知的な活力を失わず、人との交わりを望み、症状が死を望むほどまで重くなっても、最期の瞬間まで自己表現をやめない者もいる。そしてほとんどが、夢とヴィジョンの癒しの意義をはっきりと認めているのだ。

そのとき重要なのは、（フロイトの深層意識やユングの聖性の具現化などの）存在論的な根拠より、夢を正当に評価することだ。患者や家族、そして病棟の専門職にとっては、現場の経験にもとづく実体験に価値があるからだ。

実体験の価値が、物理的な次元を超え存在や認識の次元に入っていくとき、それは超越的次元のものになる。それが死後の世界に関連づけて語られることもある。しかし私自身にとって終末期体験は、生前に起こることであり、死後ではない。死後それが起こす波紋についての議論は、他者にゆだねたい。

その代わり私は、患者が亡くなる前の精神的変容と超越の能力を認め、それによって起こる大きな変化を医療的ケアの中で明らかにすることを望んでいる。死というテーマを読み解くために、終末期体験を取り上げる根拠と臨床上の重要性を示したいのだ。

そのうえで、死へのプロセスの精神的、感情的な慰めの働きを知ることが重要だ。それは現実の人生経験の中で起こるが、超越的なあらわれ方もする。死が近づくにつれ、経験と精神、体と心、現在と過去、意識的な欲求と無意識的な欲求の区別が消滅していくように見える。そして、至上の安らぎと静けさの領域へと入り込んでいく感覚が訪れる。

人はみな、誰かから傷つけられ、誰かを傷つけた経験があるはずだ。それでも終末期体験は、赦しと愛と失った関係性を取り戻し、私たちの存在をまるごと回復させる。時間や距離の感覚は消えて、古い傷は癒される。そして人生の重要なことだけが残る。最後の審判のように、人生の終わりには私たちを傷つけた人は消え、気にかけ深く愛してくれた人と再会する。

輪が閉じられるとき、それは修復のとき、そして生涯の最高の瞬間に帰るときと言えるかもしれない。

私はできる限り優れた医師になろうと努めてきたが、患者の終末期体験の精神的な価値をそれ以上に大切にしてきた。そして今、良き医師になる努力とは、これまで見た終末期体験の深く崇高な側面を認め、支持し、立証することだと思っている。死は肉体的な次元をはるかに超えていく。威厳をもった生き方と同じく、威厳のある死は生物医学的な別の段階への移行というより、直感的な世界で起こる。

こうした見解はけっして新しくない。ドイツの詩人ライナー・マリア・リルケは、生涯最期の瞬間の意味を一人ひとりがあらわす重要性を記している。

「医師に判断される死はいらない。みずからの自由が欲しいだけだ」と。みずから意のままに死ぬのが「良き死」であることは確かであり、それには高度の医療的介入はそぐわない。

人が過去の恐れから解放され、新たな自己に立ち返るのは、死に直面したときだ。そのとき積年のストレス、期待、災厄、さらに負の感情によって切り離されていた自己の全体性が回復される。それは最期の瞬間に力を振り絞ってあらわれてくる、ありのままの自分だ。

死のプロセスの中で起こる深遠な開示が、愛する人や喪失の悲嘆を超えてきた人と再び出会わせてくれる。家族の無条件の愛や親しさを体験し直し、その気まぐれな要請に応えようと虚しい努力を続けてきた現実とは別の、もうひとつの世界を見出すのだ。

多くの人が死の直前の言葉にこだわるのは、ドラマチックな展開への期待からだと思うが、死の現場ではその通りのことはあまり起こらない。

有名な最期の言葉、文学的な最期の言葉、創作された最期の言葉……よく知られるそれらの言葉は、人生の終わりには重要な言葉や経験があるべきだという思いから生まれるのかもしれない。しかしそれらは、だいぶ水増しされて伝わっている。故人の言葉は人を期待させ、記憶に残り心を打つ言葉、人生の最高の表現、深い意味が含まれる言葉だけに価値が認められやすい。

しかし実際の人生の最期のステージは、けっして派手なものではない。終末期体験が哲学的だったり、宗教的であることも稀である。そこには存在論的な問いかけや大仰な表現、信仰の啓示、審判などのあるべき「落ち」はない。多くの夢はふだんの出来事、家族、愛情、ペットなどからなっている。

それらとの関係性を取り戻すことで、死にゆく人はみずからを整理し全体性を回復する。地上での最後の旅路が、自分をとらえ直す機会になるのだ。また夢の中では彼らの多くが若く健やかで、いきいきとしている。それが逆説的に本来の自分を感じさせるのだ。

神学者で心理療法家であるモニカ・レンツは、こうした精神的な絆を、人との「電気を帯びたゆったりとしたつながり」と表現している。[*31] 彼女はそれを、死の直前に体と心、意識と無意識の境界領域に開く「はざま」に起こる現象だと言う。抑圧された自己などによって起こるとしても、それは新たなつながりであり、数多くの患者が終末期の夢とヴィジョンの影響を経験によって示してきた現象だ。

お互いの人生が出会うところに、絆の回復が生まれる。メアリーが死の床でずっと昔に亡くした赤ん坊をあやしたり、シエラの母親がベッドに這い上がり、娘を抱き寄せて最期の瞬間を過ごしたように。

第7章に登場した十六歳のサンドラの両親が、悲嘆にくれながらも娘に死期が迫っていることを知らせまいとしたことも同じだ。信仰のレンズを通した夢の中で、サンドラは懸命に山を登り、最後に天使に会うことができて、望んだ通りに苦しみから解放された。旅は死の明らかな象徴であり、その終着点は一体感、光、そしていのちを呼び起こす。

こうした患者たちは、終末期に宗教を否定せず再解釈する重要性を示し、教義をより柔軟に理解させてくれる。バッファロー・ホスピスの医療チームは、患者の健康と幸福のために、神父などの宗教関係者との密接な協力が欠かせないことを理解している。

最近では、医療が患者の身体症状だけを見て、体と心の関係をあいまいにしてきたことが共通の理解になっている。終末期に、患者の症状をばらばらに処置するような医療は、医師の方針がどうであろうと支持されない。患者が最終的な家へ安らかに向かうために、とりわけ心と体は分けられないはずだ。

死に際して心と体は分けられないが、意外にも患者の体験には宗教性がほとんど見られない。本書では宗教的テーマをもつ夢をいくつか紹介したが、今までのデータ全体を見れば、その傾向は偏っていてほんのわずかだ。

終末期の夢やヴィジョンには宗教的な要素がほとんどないと主張する研究者もいる。それが事実であっても、ほとんど問題ではない。家族が私たちの第一の教会であり、信仰とは愛と赦しのこと、つまり終末期の夢とヴィジョンの変わらないテーマだからだ。

マサチューセッツ州のホスピス付きの神父で、第5章で紹介したケリー・イーガンの洞察はそれを示している。短いが説得力のある文章『私の信仰——死の前に人が話したこと』で彼女は、死にゆく患者のベッドサイドに呼ばれ、ふだん彼らが話すのは神や深刻な心の問題ではないと証言している。[*32]

「彼らが語るのは受け取った愛、与えた愛、もらえなかった愛、与え方を知らなかった愛、あらわさずにいた愛、そして無条件に愛すべき人を愛せなかったこと……人々は神父に家族のことを話す。それが神を語る方法だから。それが人生の意味を語る方法だ……私たちは家族の中で生きる。生まれ落ちた家族、結婚してつくる家族、自分が選んだ友人という家族の中で」、彼女はそう書いている。

苦労のすえ築いた人間関係の数が成功の基準とみなされる社会で、死にゆく人の夢は、数ではなく関係性こそが真の目的と達成であると教えている。

患者が神を直に語らなくても、イーガン師のホスピススタッフとしての職責と宗教的信条の間には何らの矛盾も生じなかった。死の間際に家族の間で交わされる愛を通して、神の存在と教えが感じられたからだ。

「神が愛であるという真実を信じるなら、愛を知ったときに人は神を知ります。最初で最後の愛の教室は家族なのです」

どうしても宗教を受けつけなかったパトリシアのような患者でも、安らぎを見出すことができた。彼女は「死後の世界や丘の向こうの何かを信じる」ことはなかったが、その夢は、信仰者と変わらぬ根本的な世界観の変化をもたらした。

「夢で私の考えは変わらなかったけれど、それで安心できたの」と彼女は言う。最期近くのベッドサイドで私は、かつて私が言った言葉を彼女から返された。「これはあなたが言った言葉なのよ」「今はそれがわかる。そう『安らぎ』、私は今すごく安心している」。安らぎ以上の恩寵があるだろうか？

患者の信仰の種類や属する宗教にかかわらず、モニカ・レンツの著述からも同様に終末期の夢の直感的で超越的な性質がわかる。イスラム教、ユダヤ教、ヒンドゥー教、キリスト教、仏教の信仰者、または無神論者や懐疑論者まで、すべての人が終末期になると、全体性に向かう共通性がある。

レンツはそれを「エゴを超える」体験と呼ぶ。それによって人は、社会の慣例やアイデンティティの型に縛られない、より高次の自己に導かれる。

患者が痛みと苦しみを越えて、恩寵と崇高さのしるしである穏やかなゆだねと幸福への道のりをたどる場面に、私は何度も立ち会ってきた。しかし終末期の夢が崇高であっても、内容よりその体験自体に意味がある。

夢は患者の世界観を変え、幸福感をもたらすから崇高なのだ。自己のもっとも秘められた部分を刺激し、深く変容させるゆえに崇高なのだ。恐れと痛みから患者を解放し、人と人とを結びつけるゆえに崇高なのである。

人間が、死という生物的限界を超えることはできない。患者が死に直面し、病の床で人からの視線を浴びるには、大きな勇気と忍耐が必要だ。私が担当した患者の終末期の夢やヴィジョンは、彼らの内なる強さが見える形になったものだった。夢は患者を真の自分に、愛した人や失った人に、守ってくれた人や癒しと安らぎを与えてくれた人に結びつける。

夢に導かれて、確認と、赦しと、率直な愛によって、彼らの本来の望みが明らかになる。そうした和解と心の目覚めのために、多くの人が教会へ行く。その必要がない人たちも確かにいるのだが。

死の最後の瞬間に起こる精神的変容は、はっきり見えるわけではない。心のもっとも奥底でそれは起こる。死の受容へと進むとき、最終的に病や死は、本当の自分と出会う深い精神的な道に連れていく。

イーガン神父は言う。

「神をあらわすのに神学の言葉はいらない。死が近づくと、人はほとんど神を語らなくなる。私たちは、死にゆく人からもっと学べるはずだ。子どもに神の存在を伝える最良の方法は、人をまるごと愛し、赦し合うことだ。誰もが父と母、息子や娘から愛され、赦されることを望んでいる。それと変わらない」

エピローグ

医の技が愛される場所では、
同時に人間性が愛される。

——ヒポクラテス
医聖といわれる古代ギリシアの医師
紀元前四六〇年ごろ〜紀元前三七〇年ごろ

私が人生でもっとも誇りを感じた瞬間は、白衣を身につけ、新人の医師として病室に入ったそのときだ。重大なその儀式に備え、私はなけなしの金をはたいて、新しいスーツとネクタイとピカピカの靴をしつらえた。立派な教育を受け、訓練され、資格をとって準備万端だった。ありあまる誇りと専門家としての気構えをもち、私は初めての担当患者の病室に入って自己紹介をした。「私があなたの担当医師です」という威厳ある言葉とともに。その患者は私を一瞥《べっ》し、「ああ？　見かけはばくち打ちだな！」と言い放った。

そのとき以来多くの体験を重ね、私は、本当に大切なのは患者の視点のみだと悟った。その結論から生み出されたのが本書だ。無口に見える患者こそ、本当は耳を傾けるべき存在である。

死の数週間前や数日前の患者から得るものなどないという決めつけが、終末期体験の全容を見る視点を狭めている。終末期の旅は、人生をすばらしい瞬間の連続に変える統合のプロセスの頂点にある。その時期に人は、みずからの道を振り返り、たまたま出会った、またはある意図によって渡された脚本を書き換えるのだ。

終末期に与えられた俯瞰的な視点によって、見直しのプロセスは加速する。私たちは誕生、家族、文化、歴史などから人生の脚本を渡され、必ずしも自分が望まない道を歩まされる。従わざるをえない脚本もあれば、書き換えるべきものもある。その書き換えが死の直前にされることもある。

私の人生も多くの患者と同じく、運命的な脚本を書き換える試みだった。十二歳で父を亡くした私は、予想もしないその出来事を受け入れることができなかった。私は激しい怒りで反応した。私はみずからの一部と、父から受け取った目的と方向性、何より目標にした人自身を失った。悲しむ代わりに私は怒っていた。

私の怒りと幼い反応は、今なら間違いなく反抗挑戦性障害と診断されるだろうが、一九七〇年代当時は「深刻な混乱状態」とレッテルを貼られて終わった。

私は七年生で学校を放校処分となり、転校先でも八年生を落第した。どうにも手に負えない私を、母親は有無を言わせず軍隊式の寄宿学校へ押し込めた。それはあらゆる意味で若いはみ出し者にうってつけの場所だった。映画「蠅の王」の学校版といったところだろう。

しかし、そこも家族の代わりにはならなかった。五年間寄宿学校に在籍しながら、毎年夏には農場に住み込みで働いた。父を亡くした後には、どんな罰もよそ事だった。そこから何の教訓も得られなかったのだ。

予想もしなかった医学という道は、私がバッファロー・ホスピスで働きはじめて運命的な転換を見せた。

私はそこで、子ども時代から忘れようとしてきた現実に引き戻されたのだ。それは腕を伸ばし、母や父や子どもを求めて叫ぶ、死にゆく患者たちの姿だった。多くは何十年も放っておかれ、人から触れてもらえず、話を聞いてもらえなかった人たちだ。私の旅はまる一周して戻ってきたが、もう逃げ出すことはない。それは私自身の体験とは違うからだ。

担当の患者たちによって、私は父の物語の結末の書き直しをすることになる。悲嘆や喪失にくれた過去を、彼らによって力強く肯定的にとらえられるようになった。

それでも人前で話そうとすると、口ごもり黙ってしまうことがある。聴衆からはいつも尋ねられる。「では、あなた自身はどう考えるのですか?」その問いに私は固まってしまう。患者の評価についてはどれだけでも言えることが、自分自身についてはできない。終末期体験の死のプロセスへの影響、その起こり方、医師としてどう対処するかなどを示すのはたやすい。しかし、その体験が壮大な現実世界の中で何を意味するのかを問われると、居心地悪くなり逃げ出したくなる。避けられない質問に戸惑う前に、「それではどうも、さようなら」とそそくさと挨拶して演台を去るときもある。

だいぶ経験を積んでからのことだが、病室の前でぶしつけな紳士が私の行く手をさえぎり、衝撃的で恐るべき質問をぶつけて来た。「死を何でこんな大げさにする必要があるんだ?」

私は立ち止まり、私にはわからないと白状した。

真実を語る資格は私にはなく、今もそれは変わらない。どれほど多くの人に聞かれようと、私が死後の世界や神の大いなる計画について当て推量することはできない。患者の終末期体験を理解できても、その後何が起こるかコメントすることは私にはできない。

本書を著したのは、そうした存在論的な疑問とは別に、死のプロセスについて言及すべきことがあると思ったからだ。死はそれ自体が神秘であり、何かのための前触れではない。死を死後へのただの入口に格下げするのはやめておこう。死の存在感を薄めないようにしたい。亡くなる患者の声とその体験こそが重要なのだ。私は自分の思いや解釈によってその意味を損ないたくない。彼らの体験こそが私の体験を豊かにし、刺激してくれたのだから。

だから、「何でこんな大げさに」と言ったぶしつけな紳士への暫定的な答えは、「死は、私たちが見たり経験したりする苦しみを超える」ということになる。

悲劇的に見えても、死には意味あるプロセスが隠れている。死によって私たちの視点や認知は変わる。死にゆく人が心の内を語る言葉が見つからないのは、言葉自体の問題ではなく、畏敬の念や驚愕に圧倒されているからだ。患者は深いつながりと信頼を体験していく。すると目でなく、解放された魂によって見るようになる。

人生の最上の部分はいかなるときでも失われない。私にとってすべてはこれに尽きる。

老いた患者が幼いころに亡くなった母や父と再会するとき、兵士が戦場の記憶に付きまとわれるとき、子どもが死んだペットが戻ってきて慰められたことを話すとき、はるか前に死んだ赤ん坊を母親があやすとき、私のその思いはますます強まる。そうした瞬間に警戒心は解け、人の中に勇気が生まれてくる。

私が気づいたのは、見るより感じることの重要性だった。

詩人や著述家が歴史を通じて伝えてきたのは、愛の永遠性である。最期のときが迫ると、時間や年齢や衰弱さえも消え、人生を肯定する驚くべき瞬間がやってくる。死が近づくと、生まれたときからずっと愛してくれた人たち、生きながら別れた人たち、最後に戻ってくる人たちと再会し、ひとつになる体験が起こる。

トマス・ジェファーソンは、「歳をとるにつれて、初めて愛した人を愛し直すようになる」

と言った。

死は希望に満ちた旅となり、自分を傷つけた人は消え、人生に意味をもたらした人が再び迎えてくれる。死はまた最後の裁きのときであり、愛と赦しによってバランスが取り戻される。

私はこれまで多くの死に立ち会ったが、何が「良き死」なのか、いまだにはっきりとはわからない。良き死などなく、じつは良き人々がいるだけだ。死と死へのプロセスは、それ以前の時間の延長である。人は生きたように死ぬ。人生のバランスが幸福や善行によって解消するとは限らない。

私は悲劇やトラウマに耐えた多くの患者の姿に胸を痛めてきたが、傷つき壊れた心を癒すことを諦めない人々の精神の強靭さには、今も驚嘆させられる。人生に満足や幸福を認めない人も、そうした努力の中にこそ希望と恩寵があることを知るだろう。

本書を閉じる前に、出発点に立ち返りたい。それは単純な動機だった。すべての患者と家族が、取材への協力を快諾してくれた。私は感謝をとても表現しきれない。型通りの感謝はまったく的外れだ。患者や家族の方たちは、頼まれたから協力したのではない。彼らは心から人に貢献したいと願ったのだ。

症状がどれほど重くても、役に立ちたいという欲求は、人とつながり、人間らしく生きようとする動機から生まれる。残された遺族たちも、悲嘆を乗り越えて、癒しと理解を人に与えようとするのだ。

死は孤独なものかもしれないが、患者はみずから表現し、人とつながり、人から尊重される場があれば安らぎを感じる。病気を克服する闘いに敗れても、死にゆく人は闘いをやめない。それは敵ではなく、何かを求めて進む闘いだ。最期の一息までつながりを求め、意味を見出そうとする闘いなのである。

ベッドの中で亡くなっていく人にとって、みずからのストーリーを語る以上に意味あることはない。よくありがちな脚色された話ではなく、逃れがたい痛み、深い秘密、過去の喪失から永遠の愛と知恵に至る、生きた真実のストーリーだ。そうした日々や時間の中で、人は未来に何かを期待してはいない。未来は望んでみずからが生み出した結果なのだ。

病気や悲劇に見舞われると、当然ながら私たちは内省的になり、生存のための闘いや死の運命に逆らう本能的な抵抗をしはじめる。病気が生きる活力に勝るとき、変化が起こる。

死にゆく人は、自分よりも人のためにいのちを育むようになる。彼らは別れを告げながら愛する人たちを気づかい、やさしさと希望をあらわす。そのストーリーの中には、畏敬を込めたメッセージが隠れている。

本書はそうした人々の最後の別れの言葉から、希望と恵みのエピソードを受け継いでいる。みずからの物語を提供してくれた患者の方たち、家族のみなさんには、感謝を上まわる尊敬の念を抱いている。信仰あるそうした人々の声こそが、囁《ささや》きや沈黙によってさえも重要なのだ。それはいつまでも傾聴に値するストーリーである。

謝辞

本書は患者のベッドサイドより生まれた。患者たちの言葉は、私の心に畏敬と、閃《ひらめ》きと、目覚めをもたらしてくれた。

死にゆく患者の体験には、臨床家の好奇心や他者からの伝聞よりも価値がある。それは患者自身によって語られ、科学的な根拠にもとづいて評価されるべきだ。

本書の内容は、バッファロー・ホスピスの優秀な研究チームの成果をもとにしている。そのチームには、生化学者、臨床医、社会科学者らが含まれていた。レイチェル・デプナー、ケイト・レヴィー、デイブ・ブルワー、さらにスコット・ライト博士、デブラ・ルクキーウィクス博士、ジェームス・ドネリー博士、サラ・カスジャックに深く感謝する。わが友であり、本書の立役者であるペイ・グラント博士がいなければこうした成果も得られなかっただろう。

たくさんの患者と家族を撮影した友人のジョン・ハンド。彼はフィルムに収まりきらないほどの感情があふれ、しばしばカメラから顔を上げて涙をぬぐっていた。本書の執筆中に亡くなったジョンの冥福を祈る。

ベッドサイドからはじまる私の研究と執筆の旅には、大きな〝村〟が必要だった。不断の努力とすばらしい献身、ゆらぎない思いやりをもって、この旅路をともにしたホスピスの同僚たちがいた。

また、精神的なケアを担うカウンセラーや音楽療法士などさまざまな領域の専門家の支援によって、私たちのケアは最善のものとなった。病気だけでなく人生の援助が必要な場で、それらの人たちに助けられたのだ。

何より感謝を捧げたいのは、友であり医師仲間、指導者でもあるロバート・ミルチ博士である。彼は、外科医であると同時に社会正義の闘士という稀なる存在だ。くり返し脱線する私を支え、進むべきときを告げてくれた彼の知恵を讃えたい。

また、アビー・アンガーの愛とサポートにも感謝する。執筆作業には彼女の力が欠かせなかった。ミーガン・ファレル博士とジョン・タンジェマン博士が、その友情と臨床の知恵を惜しみなく捧げてくれたことにも感謝している。

二〇一〇年、若き緩和ケアのフェローのアン・バーナスに、終末期体験の研究は「誰も興味をもたないだろうからやめようか」と話したことがある。彼女は一言、「本当になにもわかっていないですね」と言った。

私が間違っていたと言うだけでは足りない。彼女の先見の明と、この仕事に注いでくれた情熱に感謝するばかりだ。

ある日私はベッドの中で、本を書こうと決意した。親友で出版エージェントのボニー・ソローのおかげだ。医療の「裏街道」で働いてきた私は、担当してきた患者の声が一般読者に届けられるとは思ってもみなかった。しかしボニーがこのプロジェクトを企画し、本が形になるよう巧みに導いてくれた。

本書を形作る患者や家族の言葉は、現場の声を代表している。ボニーはその呼び声に十二分に応えてくれた。

執筆協力者のカリーン・マードロシャンに引き合わせてくれたのは、乗馬愛好会だ。彼女はバッファロー大学の英語教授で、私の厩舎に馬を預けていた。私たちはしばしば馬屋の掃除をしながら、数年にわたり研究や本について議論を交わしたものだ。その対話から本書執筆のパートナーシップが生まれ、学びと結びつきと謙虚さ、限りない感謝につながった。

この結果は、人文科学が医学にとっても重要であることを証明している。私はカリーンの友情とギフトのおかげで、医学の分野に人間らしさを見出すことができた。

本書は早い時期に下読みしてくれた人たちによって編み出され、導かれてきた――さまざまな分野のいろいろな視点をもつ友人たちだ。彼らは、馬の調教師から抽象画家、医療倫理学者などだ。

バーバラ・グロス・ワールストロム、リン・カー、ロニー・モース、ポール・ジョンソン博士とノリーン・ジョンソン、トレイシー・リーズ、クリスティ・フェイナー、パトリック・フリン、ケリー・クレム、サリー・グリーン、シャーリー・カー、ジャン・マローンそしてジェーン・キャロル。彼らすべての分かち合いと貢献に感謝する。

本書執筆中、家に帰ると母が編集中の紙の束をつかみ、歩行器で足早に部屋を近づいて来たものだ。それは喜ばしき記憶として残っている。私は彼女の情熱に励まされた。

おかげで本書は、最良の出版社ペンギン・ランダムハウスに出会うことができた。本書に関わったキャロライン・サットン、ハンナ・スティグマイヤー、フェリン・シュルセル、アン・コスモスキー、サラ・ジョンソン、そしてエミリー・フィッシャーに感謝したい。

最後に、わが友人たちと家族、とりわけふたりの娘マディソンとボビーに。彼女たちの支えと理解、また赦しによって、仕事に向かう力が与えられた。一緒に過ごす時間が犠牲になったかもしれないが、みんなに対する私の愛情は今も変わらない。

引用参考文献

＊1 Mitch Albom, *Tuesdays with Morrie* (New York: Doubleday, 2000).
（ミッチ・アルボム［著］、別宮貞則［訳］『愛蔵版　モリー先生との火曜日』ＮＨＫ出版、二〇一八年）

＊2 M. Barbato, C. Blunden, K. Reid, H. Irwin, and P. Rodriguez, “Parapsychological Phenomena Near the Time of Death,” *Journal of Palliative Care* 15, no. 2 (1999) : 30–7;
S. Brayne, C. Farnham, and P. Fenwick,“Deathbed Phenomena and Their Effect on a Palliative Care Team: A Pilot Study,” *American Journal of Hospice and Palliative Care* 23, no. 1 (2006) : 17–24;
Peter Fenwick and Sue Brayne, “End-of-Life Experiences: Reaching Out for Compassion, Communication, and Connection-Meaning of Deathbed Visions and Coincidences,” *American Journal of Hospice Palliative Care* 28, no. 1 (2011) : 7–15;
S. Brayne, H. Lovelace, and P. Fenwick, “End-of-Life Experiences and the Dying Process in a Gloucestershire Nursing Home as Reported by Nurses and Care Assistants,” *American Journal of Hospice and Palliative Care* 25, no. 3 (2008) : 195–206.

＊3 Clara Granda-Cameron and Arlene Houldin, “Concept Analysis of Good Death in Terminally ill Patients.” *American Journal of Hospice and Palliative Care* 29, no. 8 (2012) : 632–9;
L. C. Kaldjian, A.E. Curtis, L. A. Shinkunas, and K. T. Cannon, “Goals of Care Toward the End of Life: A

Structured Literature Review." *American Journal of Hospice and Palliative Care* 25, no. 6 (2008) : 501–11; William Barrett, *Deathbed Visions* (Guildford, UK: White Crow Books, 2011).

＊4　William Barrett, *Deathbed Visions* (Guildford, UK: White Crow Books, 2011).

＊5　Atul Gawande, *Being Mortal: Medicine and What Matters in the End* (New York: Macmillan, 2014). (アトゥール・ガワンデ［著］、原井宏明［訳］『死すべき定め——死にゆく人に何ができるか』みすず書房、二〇一六年)

＊6　Paul Kalanithi, *When Breath Becomes Air* (New York: Random House, 2016).
(ポール・カラニシ［著］、田中文［訳］『いま、希望を語ろう 末期がんの若き医師が家族と見つけた「生きる意味」』ハヤカワ・ノンフィクション、二〇一六年)

＊7　Alan Watts, *The Wisdom of Insecurity: A Message for an Age of Anxiety* (New York: Vintage Books,1951).

＊8　Rainer Maria Rilke, "*Letter to Countess Margot Sizzo, January 6, 1923," in Letters of Rainer Maria Rilke, vol.2, 1910-1926*, trans. Jane Bannard Greene and M. D. Herter Norton (New York: W. W. Norton,1947), 316. (ライナー・マリア・リルケ［著］、堀越敏［訳］『リルケ書簡集4　ジッツォー伯爵夫人への手紙』国文社、一九八八年)

＊9　A. Smith, E. McCarthy, E. Weber, I. S. Cenzer, J. Boscardin, J. Fisher, and K. Covinsky, "Half of Older Americans Seen in Emergency Department in Last Month of Life; Most Admitted to Hospital, and Many Die There," *Health*

Affairs 31, no. 6 (2012) : 1277–85.

＊10 Bernard Lown, *The Lost Art of Healing: Practicing Compassion in Medicine* (New York: Ballantine, 1999).

＊11 Francis Peabody, "The Care of the Patient." *Journal of the American Medical Association* 88, no.12 (1927) : 877-82.

＊12 Karlis Osis, *Deathbed Observations by Physicians and Nurses* (New York: Parapsychology Foundations, 1961) ; Karis Osis and Erlendur Haraldsson, *At the Hour of Death* (Norwalk, CT: Hastings House, 1997) ; （カーリス・オシス［著］、エルレンドゥール・ハラルドソン［著］、笠原 敏雄［訳］『人は死ぬ時何を見るのか――臨死体験１〇〇〇人の証言』日本教文社、一九九一年）
P. Fenwick, H. Lovelace, and S. Brayne, "Comfort for the Dying: Five Year Retrospective and One Year Prospective Studies of End of Life Experiences." *Archives Gerontology and Geriatrics* 51, no. 2 (2010) : 173–79;
A. Kellehear, V. Pogonet, R. Mindruta-Stratan, and V. Gorelco, "Deathbed Visions from the Republic of Moldova: A Content Analysis of Family Observations." *Omega* 64, no. 4 (2011-2012) : 303–17;
S. Brayne, H. Lovelace, and P. Fenwick, "End-of-Life Experiences and the Dying Process in a Gloucestershire Nursing Home as Reported by Nurses and Care Assistants." *American Journal of Hospice and Palliative Care* 25, no. 3 (2008) : 195–206.;
M.Lawrence and E. Repede, "The Incidence of Deathbed Communications and Their Impact on the Dying Process." *American Journal of Hospice and Palliative Care* 30, no. 7 (2012) : 632-9;
S. Brayne, C. Farnham, and P. Fenwick, "Deathbed Phenomena and Their Effect on a Palliative Care Team: A

Pilot Study." *American Journal of Hospice and Palliative Care* 23, no. 1 (2006) : 17–24;

＊13 American Psychiatric Association, *Diagnostic and Statistical Manual of Mental Disorders*, fifth edition (Washington, DC: American Psychiatric Association, 2013).
（アメリカ精神医学会［編］日本精神神経学会［日本語版用語監修］高橋三郎［監訳］『DSM-5 精神疾患の診断・統計マニュアル』医学書院、二〇一四年）

＊14 S. Brayne, H. Lovelace, and P. Fenwick, "End-of-Life Experiences and the Dying Process in a Gloucestershire Nursing Home as Reported by Nurses and Care Assistants." *American Journal of Hospice and Palliative Care* 25, no. 3 (2008) : 195–206.;
James Houran and Rense Lange, "Hallucinations That Comfort: Contextual Mediation of Deathbed Visions," Perceptual and Motor Skills 84, no.3,pt.2 (1997) : 1491–504;
April Mazzarino-Willett, "Deathbed Phenomena: Its Role in Peaceful Death and Terminal Restlessness," *American Journal of Hospice and Palliative Care* 27, no. 2 (2010) : 127–133;
Fenwick and Brayne, "End-of-Life Experiences."

＊15 Karis Osis and Erlendur Haraldsson, *At the Hour of Death. Norwalk*, CT: Hastings House. 1997.
（カーリス・オシス［著］、エルレンドゥール・ハラルドソン［著］、笠原 敏雄［訳］『人は死ぬ時何を見るのか――臨死体験一〇〇〇人の証言』日本教文社、一九九一年）

＊16 Peter Fenwick and Elizabeth Fenwick, The Art of Dying: A Journey to Elsewhere (London: Bloomsbury, 2008) .

＊17 C. Kerr, J. P. Donnelly, S. T. Wright, S. M. Kuszczak, A. Banas, P. C. Grant, and D. L. Luczkiewicz, "End-of-Life Dreams and Visions: A Longitudinal Study of Hospice Patients' Experiences," *Journal of Palliative Medicine* 17, no. 3 (2014) : 296-303.

＊18 C. Nosek, C. W. Kerr, J. Woodworth, S. T. Wright, P. C. Grant, S. M. Kuszczak, A. Banas, D. L. Luczkiewicz, and R. M. Depner, "End-of-Life Dreams and Visions: A Qualitative Perspective from Hospice Patients." *American Journal of Hospice and Palliative Care* 32, no. 3 (2015) : 269-74.

＊19 K. Levy, P. C. Grant, R. M. Depner, D. J. Byrwa, D. L. Luczkiewicz, and C. W. Kerr, "End-of-Life Dreams and Visions and Posttraumatic Growth: A Comparison Study," *Journal of Palliative Medicine* (forthcoming).

＊20 K. Levy, P.C. Grant, R. M. Depner, D. J. Byrwa, D. L. Luczkiewicz, and C. W. Kerr, "End-of-Life Dreams and Visions and Posttraumatic Growth: A Comparison Study," Journal of Palliative Medicine (forthcoming).

＊21 Jan Hoffman, "A New Vision for Dreams of the Dying." *New York Times*, February 2, 2016.

＊22 Micheal D'Antonio, *The State Boys Rebellion*. (New York: Simon&Schuster, 2005)

＊23　Atul Gawande, Being Mortal: *Medicine and What Matters in the End* (New York: Macmillan, 2014).
（アトゥール・ガワンデ［著］、原井宏明［訳］『死すべき定め――死にゆく人に何ができるか』みすず書房、二〇一六年）

＊24　Franz Kafka, *The Diaries of Franz Kafka 1910-1923*. (New York: Knopf Doubleday,1988).
（フランツ・カフカ［著］、マックス・ブロート［編］、谷口茂［訳］『決定版カフカ全集　7巻　日記』新潮社、一九八一年）

＊25　Paul Kalanithi, *When Breath Becomes Air* (New York: Random House. 2016).
（ポール・カラニシ［著］、田中文［訳］『いま、希望を語ろう 末期がんの若き医師が家族と見つけた「生きる意味」』ハヤカワ・ノンフィクション、二〇一六年）

＊26　T. Morita, A. S. Naito, M. Aoyama, A. Ogawa, I. Aizawa, R. Morooka, M. Kawahara, et al., "Nationwide Japanese Survey About Deathbed Visions: 'My Deceased Mother Took Me to Heaven,'" *Journal of Pain and Symptom Management* 52, no. 5 (2016) : 646-54.

＊27　P. C. Grant, R. M. Depner, K. Levy, S. M. LaFever, K. Tenzek, S. T. Wright, and C. W. Kerr, "The Family Caregiver Perspective on End-of-Life Dreams and Visions During Bereavement: A Mixed Methods Approach," *Journal of Palliative Medicine* (forthcoming).

＊28 Kelley Bulkeley and Patricia Bulkeley, *Dreaming Beyond Death: A Guide to Pre-death Dreams and Visions*. (Boston: Beacon Press. 2005).

＊29 Susan Sontag, *Against Interpretation*. (New York: Farrar, Straus and Giroux,1966).
（スーザン・ソンタグ［著］高橋康也・由良君美ほか［訳］『反解釈』ちくま学芸文庫、一九九六年）

＊30 Jalal al-Din Rumi, *The Essential Rumi*, trans. Coleman Barks (San Francisco:Harper,1995).

＊31 Monika Renz, *Hope and Grace* (London: Jessica Kingsley, 2016).

＊32 Kerry Egan, "My Faith: What People Talk About Before They Die," *Belief* (blog), CNN.com, January 28, 2012, https://religion.blogs.cnn.com/2012/01/28/my-faith-what-people-talk-about-before-they-die

203頁　JASRAC出2106614-101

STITCHES

Words & Music by Teddy Geiger, Daniel Kyriakides & Danny Parker

著者

クリストファー・カー（Christopher Kerr）医学博士

アメリカ、ニューヨーク州バッファロー・ホスピスの緩和医療の最高責任者。カナダのトロントで生まれ育つ。医学・神経生物学の博士号を取得し、ロチェスター大学で内科の研修医を務めた後、新聞に掲載された「医師募集」広告を見てバッファロー・ホスピスへ。彼を中心とする終末期体験の研究チームは、死を目前にして見る夢やヴィジョンが多くの患者に変容をもたらすことに着目し、その体験の詳細をベッドサイドで聞きとり、医学的基準を満たすデータにもとづく研究を進めている。この研究は学会誌に何度も報告され、ニューヨーク・タイムズや雑誌などでも広く紹介されている。

訳者

島田啓介（しまだ けいすけ）

一九五八年生まれ。精神科ソーシャルワーカー（ＰＳＷ）・カウンセラー。ワークショップハウス「ゆとり家」を主宰。著書に『奇跡をひらくマインドフルネスの旅　ありのままの自分に帰り豊かに生きるための二〇のレッスン』（サンガ）があり、訳書に『ブッダの〈呼吸〉の瞑想』、『リトリート　ブッダの瞑想の実践』（以上、ティク・ナット・ハン著、野草社）、『スタンフォードの心理学授業　ハートフルネス』（Ｓ・マーフィ重松著、大和書房）など多数ある。

最期に見る夢

終末期体験の奇跡

二〇二一年一〇月二〇日　第一版第一刷発行

著者　クリストファー・カー
協力　カリーン・マードロシャン
訳者　島田啓介
発行　新泉社
東京都文京区湯島一－二－五　聖堂前ビル
TEL　〇三－五二九六－九六二〇
FAX　〇三－五二九六－九六二一

印刷・製本　萩原印刷株式会社

ISBN978-4-7877-2111-2　Printed in Japan

新泉社の本

…

こどもホスピス　限りある小さな命が輝く場所

田川尚登著／四六判２０８頁　１７００円＋税

家族のように、友のように、病児に寄り添い、最期まで支える──「こどもホスピス」設立の活動する著者がわが子を亡くした体験や患者会遺族の体験をふまえ、その必要性を語る。

ラストウォーク　愛犬オディー最後の一年

ジェシカ・ピアス著　栗山圭世子訳／四六判４４０頁　２８００円＋税

著者が愛犬オディーと過ごした最後の一年の体験を中心に、研究やインタビューなどにもとづき、飼い主がペットの老いと死に直面したときの医学的問題や倫理的問題を考察する。